Die „Monographien aus dem Gesamtgebiete der Neurologie und Psychiatrie" stellen eine Sammlung solcher Arbeiten dar, die einen Einzelgegenstand dieses Gebietes in wissenschaftlich-methodischer Weise behandeln. Jede Arbeit soll ein in sich abgeschlossenes Ganzes bilden. Diese Vorbedingung läßt die Aufnahme von Originalarbeiten, auch solchen größeren Umfanges, nicht zu.

Die Sammlung möchte damit die Zeitschriften „Archiv für Psychiatrie und Nervenkrankheiten, vereinigt mit Zeitschrift für die gesamte Neurologie und Psychiatrie", und „Deutsche Zeitschrift für Nervenheilkunde" ergänzen. Sie wird deshalb Abonnenten zu einem Vorzugspreis geliefert.

Manuskripte nehmen entgegen

aus dem Gebiete der Psychiatrie:	Prof. Dr. M. Müller, Rüfenacht (Bern), Hinterhausstraße 28
aus dem Gebiete der Anatomie:	Prof. Dr. H. Spatz, 6 Frankfurt (Main)-Niederrad, Deutschordenstraße 46
aus dem Gebiete der Neurologie:	Prof. Dr. P. Vogel, 69 Heidelberg, Voßstraße 2

Monographien aus dem Gesamtgebiete der Neurologie
und Psychiatrie

Heft 120

Herausgegeben von

M. Müller-Rüfenacht (Bern) · H. Spatz-Frankfurt
P. Vogel-Heidelberg

Die Psychiatrie des primären Hyperparathyreoidismus

Ein Beitrag zur Psychopathologie bei Calciumstoffwechselstörungen

Peter Petersen

Mit einem Geleitwort von Professor Dr. M. Bleuler, Zürich

Mit 8 Abbildungen

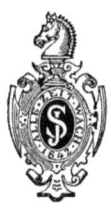

Springer-Verlag Berlin · Heidelberg · New York 1967

Aus der Psychiatrischen Universitätsklinik Burghölzli, Zürich (Direktor: Prof. Dr. med. M. BLEULER)

Dr. PETER PETERSEN, wissenschaftlicher Assistent an der Psychiatrischen und Nervenklinik der Universität Freiburg (Direktor: Prof. Dr. med. H. RUFFIN), früher an der Psychiatrischen Universitätsklinik Burghölzli, Zürich (Direktor: Prof. Dr. med. M. BLEULER)

ISBN 978-3-540-03938-9   ISBN 978-3-642-86351-6 (eBook)
DOI 10.1007/978-3-642-86351-6

Alle Rechte, insbesondere das der Übersetzung in fremde Sprachen, vorbehalten. Ohne ausdrückliche Genehmigung des Verlages ist es auch nicht gestattet, dieses Buch oder Teile daraus auf photomechanischem Wege (Photokopie, Mikrokopie) oder auf andere Art zu vervielfältigen
© by Springer-Verlag Berlin · Heidelberg 1967
Library of Congress Catalog Card Number 67-17953

Die Wiedergabe von Gebrauchsnamen, Handelsnamen, Warenbezeichnungen usw. in diesem Werk berechtigt auch ohne besondere Kennzeichnung nicht zu der Annahme, daß solche Namen im Sinne der Warenzeichen- und Markenschutz-Gesetzgebung als frei zu betrachten wären und daher von jedermann benutzt werden dürften
Titel-Nr. 6452

Meinem Vater

Geleitwort

Die ersten systematischen Untersuchungen im Rahmen der endokrinologischen Psychiatrie wurden an Schilddrüsen-Kranken durchgeführt. Sie begannen schon vor mehr als hundert Jahren. Dann aber wurde jahrzehntelang über die Bedeutung der Hormone für die Persönlichkeit mehr spekuliert und fabuliert als ernsthaft geforscht. Unsere Kenntnisse über die Psychopathologie der meisten endokrin Kranken blieben bis vor etwa zwanzig Jahren spärlich. Die Literatur darüber enthielt zur Hauptsache Einzelbeobachtungen, die häufig zu falschen Verallgemeinerungen Anlaß gaben. In den letzten zwanzig Jahren jedoch erschienen Berichte über großangelegte, systematische Untersuchungen über die Psychopathologie der meisten endokrinen Erkrankungen in rascher Folge. Die vorliegende Arbeit von PETERSEN schließt eine der letzten Lücken: sie beschäftigt sich mit einer endokrinen Krankheit, dem Hyperparathyreoidismus, die bisher nur selten diagnostiziert und deren Bedeutung spät erkannt worden ist.

Gewiß ist mit der Monographie von PETERSEN die Inventar-Aufnahme aller psychischen Erscheinungen bei allen endokrin Kranken noch nicht abgeschlossen, wohl aber dem Abschluß erheblich näher gebracht. Die Kenntnis der Psychopathologie endokrin Kranker bildet eine wichtige Ergänzung der Kenntnisse über die körperlichen Erscheinungen dieser Erkrankungen. Sie hilft bei der Diagnose und Prognose. Sie gibt in vielen Fällen bedeutsame Hinweise für die Behandlung. Darüberhinaus aber sind von endokrinologisch-psychiatrischen Erfahrungen wichtige Einflüsse auf unsere grundlegenden psychiatrischen Auffassungen ausgegangen: Die Psychopathologie endokrin Kranker setzt sich klar und deutlich von der Psychopathologie Schizophrener ab. Der Vergleich beider hat stoffwechselpathologischen Schizophrenie-Hypothesen den Boden entzogen. Hingegen entspricht die Psychopathologie endokrin Kranker der Psychopathologie Hirnkranker. Schon aus der klinischen Beobachtung ergab sich das, was die Grundlagenforschung nunmehr bestätigt hat: Hormone wirken (direkt oder indirekt) durch das Hirn auf die Psyche. Die Wesensgleichheit der psychischen Erscheinungen bei endokrin Kranken und Hirnkranken ist deshalb leicht zu verstehen.

Die Untersuchungen von PETERSEN bilden aber nicht nur einen Abschluß, sondern auch einen Anfang: Sie nehmen neue, große Aufgaben der endokrinologischen Psychiatrie in Angriff: krankhafte Einflüsse aus dem Stoffwechsel auf das psychische Leben werden immer persönlich verarbeitet; bei vielen Stoffwechselstörungen hängt die psychopathologische Folge mehr von der persönlichen Verarbeitung als von der Stoffwechselstörung an sich ab; andere Stoffwechselstörungen hingegen wirken sich unabhängig von der betroffenen Persönlichkeit fast immer in ähnlicher Art auf die Psyche aus. Es ist eine wichtige und große Aufgabe zu erforschen, welche metabolen Veränderungen in welchem Maße eine regelmäßige und typische Wirkung auf die Psyche ausüben und welche nur eine Erschütterung setzen, die höchst persönlich verarbeitet wird. Aus solchen Forschungen sind auch grundlegende Erkenntnisse für die Psychopharmakologie zu erwarten. PETERSEN stellt fest, daß der erhöhte Calciumspiegel im Blut zu jenen krankhaften humoralen Bedingungen gehört, die auf die Psyche mit einiger Regelmäßigkeit und immer gleichsinnig wirken, und zwar relativ unabhängig von der Persönlichkeit.

Bei vielen endokrinen Erkrankungen ist anzunehmen, daß die Hormone direkt auf zentralnervöse Systeme wirken, die auf sie abgestimmt sind. Gleichzeitig sind aber mannigfache Stoffwechselstörungen die Folge der veränderten endokrinen Funktion und diese Stoffwechselstörungen wirken sich wieder auf Hirn und Psyche aus. Das Hormon der Nebenschilddrüse wirkt wahrscheinlich nicht direkt auf das Hirn. Die psychopathologischen Begleiterscheinungen sind sekundäre Folgen der endokrinen Funktionsstörungen; sie hängen — wie PETERSEN nachweist — wesentlich vom Calciumspiegel des Blutes ab. Damit greift der Autor schon weit über die Grenzen der endokrinologischen Psychiatrie hinaus und beginnt an einer großen Zukunftsaufgabe zu arbeiten: der Ausweitung der Psychiatrie der endokrinen Erkrankungen zu einer Psychiatrie aller Stoffwechselstörungen. Wie wir heute über die psychischen Folgen der endokrinen Krankheiten Bescheid wissen, so sollten wir in der Zukunft über die psychischen Folgen jeder einzelnen Stoffwechselstörung Genaueres wissen. Die Untersuchungsergebnisse von PETERSEN bilden einen der ersten Bausteine zur Stoffwechsel-Psychiatrie der Zukunft.

Zürich, Januar 1967   MANFRED BLEULER

Danksagung

Herrn Prof. M. BLEULER, meinem verehrten Lehrer, danke ich herzlich für die Anregung zu dieser Arbeit, für seine stete Hilfe und für die großzügige Freistellung von der klinischen Routinearbeit während der Untersuchungen und während der Abfassung der Publikation. Wiederholte Diskussionen mit den Herren Prof. M. WERNLY (Bern), PD Dr. H. KIND (Zürich) und PD Dr. H. HAAS (Basel) halfen mir wesentlich bei der Ausarbeitung der Befunde; ihnen verdanke ich auch die kritische Korrektur des Manuskriptes. Für die Vermittlung von Patienten möchte ich danken den Herren Prof. G. MAYOR (Urologische Universitäts-Klinik, Zürich) und Dr. E. ZINGG (Zürich), PD Dr. U. DUBACH (Basel), PD Dr. HAAS, Prof. M. WERNLY, Dr. H. HORN (Marburg) und PD Dr. HERRMANN (Marburg). Frau Dr. D. WERNLY-WOLF (Bern) bin ich sehr zu Dank verpflichtet für die psychiatrische Untersuchung bei Patient Nr. 31. Herrn PD Dr. J. ANGST (Zürich) danke ich für die Nachprüfung der statistischen Berechnungen

Inhaltsverzeichnis

Einleitung 1
A. Zur Physiologie und Klinik des primären Hyperparathyreoidismus 2
B. Schrifttum über psychopathologische Symptome beim HPT und anderen Calciumstoffwechselstörungen 3
    I. Nichtpsychiatrisches Schrifttum 4
        1. Allgemeines Schrifttum (Lehrbücher, Monographien) 4
        2. Sammelstatistiken aus der Literatur 4
        3. Übersichtsstatistiken mit selbstuntersuchtem Patientengut 5
        4. Einzelkasuistiken 5
        5. Der Einfluß des Calciums auf die Entstehung psychopathologischer Erscheinungen 6
            a) Hypercalcämie infolge Vitamin D-Überdosierung 6
            b) Hypercalcämien bei Hyperthyreose, Milch-Alkali-Syndrom 6
            c) Hypercalcämien bei Kindern 7
            d) Hypocalcämien 7
            e) Psychische Störungen und Serumcalciumveränderungen 7
        6. Psychiatrische Behandlungen auf Grund psychiatrischer Fehldiagnosen . . 8
        7. Andere Hypercalcämiebefunde 8
            a) Krampfanfälle bei Hypercalcämien 8
            b) EEG-Befunde bei Hypercalcämien 9
    II. Psychiatrisches Schrifttum 9
    III. Die Beziehung endogener Psychosen zum primären Hyperparathyreoidismus . . 10
    IV. Physiologische Befunde im Hinblick auf psychische Veränderungen bei Hypercalcämien 11
C. Eigene Untersuchungen und Befunde 13
    I. Patientengut und Methode 13
        1. Patientengut 13
        2. Untersuchungsmethode 16
    II. Befunde bei Hyperparathyreoidismus 18
        1. Allgemeine und körperliche Befunde 18
    Psychiatrische Ergebnisse 28
        2. Psychopathologischer Befund als unmittelbare Stoffwechselwirkung 28
            a) Der Grad der psychischen Veränderung 29
            b) Beginn der psychischen Veränderung 30
            c) Psychiatrischer Gesamteindruck 30
            d) Gesamtantrieb 31
            e) Stimmung 33
            f) Abrupte Verstimmungen 34
            g) Die elementaren Einzeltriebe 34
            h) Mnestische und emotionelle Störungen 35
            i) Veränderungen des Persönlichkeits- und Realitätsbewußtseins . . . 35
            k) Akute exogene Psychosen 35

3. Psychische Reaktionen 36
   4. Soziale Auswirkungen 37
   5. Verlauf nach der operativen Heilung 38
   6. Wie viele Kranke wurden psychiatrisch behandelt? 41
  III. Befunde bei Hypercalcämien nichtendokriner Genese 43
  IV. Genese der psychopathologischen Phänomene 46
   1. Die Wirksamkeit somatischer Faktoren (Calcium-Effekt) 47
   2. Der Einfluß der Persönlichkeit auf die psychopathologische Symptomatik . . 53
      a) Psychogenese 53
      b) Einfluß auf die Form der Affektstörung 54
      c) Einfluß auf emotionell überbetonte Vorstellungen 54
      d) Prämorbide Charakterveränderungen 54
      e) Einstellung zur Krankheit — Verarbeitung des Leidens 55
   V. Die Psychopathologie des HPT in Beziehung zu anderen psychiatrischen Erkrankungen 55
   1. Wie wirken sich andere Endokrinopathien und Hirnkrankheiten psychisch aus? 55
   2. Die Beziehung zu Neurosen und endogenen Geistesstörungen 56

D. Diskussion. Einordnung der Psychopathologie des HPT und der Calciumstoffwechselstörungen 57
  I. Einordnung in die klinische Psychiatrie 57
   1. Wie häufig sind psychische Veränderungen beim HPT? 57
   2. Wie ordnen sich die psychischen Veränderungen psychopathologisch ein? . . 58
   3. Die Persönlichkeit in Beziehung zur Psychopathologie des HPT 61
   4. Schwierigkeiten der praktisch-psychiatrischen Diagnostik 62
  II. Einordnung in die Psychopathologie der Mineralstoffwechselstörungen und in die Hirnlokalisationslehre 62
   1. Die Bedeutung des Serumcalciums für psychische Veränderungen 62
   2. Andere Mineralstoffwechselstörungen 64
   3. Welche Hirnstörungen entsprechen den psychischen Veränderungen beim HPT und bei Hypercalcämien? 65
   4. Störungen des Mineralstoffwechsels 66
  III. Einordnung in die endokrinologische Psychiatrie und Beziehung zu den Psychosyndromen anderer Endokrinopathien 67

E. Zusammenfassung 70

F. Summary 72

Literatur 75

Sachverzeichnis 84

Einleitung

Das klassische Bild des primären Hyperparathyreoidismus (HPT) ist dasjenige einer extrem seltenen, durch hochgradige Entkalkung, multiple Frakturen und Knochenverbiegungen sowie durch Cysten und braunen Tumoren ausgezeichneten Skeletaffektion. An dieser bis 1934 geltenden grundsätzlichen Auffassung hat als erster der amerikanische Endokrinologe ALBRIGHT (3) zu rühren gewagt. Auf Grund einer genauen klinischen Verarbeitung der wenigen damals bekannten Fälle vermutete er, daß Nierenkomplikationen, namentlich die Nephrolithiasis und die Nephrocalcinose, eine ebenso häufige oder sogar eine häufigere Folge des HPT sein könnten als die Skeletaffektion. Er wandte sich daher mit seinen Schülern dem Studium unausgewählter Nephrolithiasis-Patienten zu und entdeckte unter ihnen sehr bald eine große Zahl neuer HPT-Fälle. Dabei konnte er auch das biochemische Syndrom der Affektion genauer definieren und für die Diagnostik nutzbar machen. Überall in der Welt, wo nun nach seinen neuen Kriterien auf HPT hin untersucht wurde, erwies sich die Affektion als auffallend häufig (53, 63, 102). Heute betrachten manche Endokrinologen den HPT sogar als eine der häufigsten endokrinen Erkrankungen überhaupt (96).

Mit zunehmender Erfahrung gesellten sich zum klassischen Symptomenbild des HPT völlig neue klinische Aspekte. Eine Reihe neuer HPT-Symptome wurden entdeckt, so etwa folgende: 1. das Ulcus pepticum ventriculi et duodeni; 2. die rezidivierende Pankreatitis; 3. unklare Magen-Darmbeschwerden mit Meteorismus, Obstipation und Erbrechen; 4. die Bandkeratitis; 5. ein Hypercalcämiesyndrom mit Allgemeinsymptomen wie Muskelschlaffheit, Kopfschmerz, Benommenheit, Müdigkeit und schließlich 6. ein akut bedrohlicher Zustand, akuter HPT genannt, mit extremer Hypercalcämie, Hyperphosphatämie, Oligurie und Urämie.

Neben diesen neuen Aspekten der Affektion wird immer häufiger in der Literatur auch über psychische Veränderungen beim HPT berichtet (113, 136, 156, 229, 230). Namentlich bei retrospektiver Betrachtung mancher HPT-Fälle zeigte es sich, daß psychische Veränderungen schon viele Jahre vor den anderen klinischen Erscheinungen aufgetreten waren (230). Psychische Veränderungen waren oft auch das einzige klinische Symptom bei zufällig durch systematische Serumcalciumbestimmung entdeckten HPT-Fällen. In seltenen Fällen wurden Patientinnen nach verschiedenen chirurgischen Eingriffen, wie Appendektomie und Cholecystektomie wegen weiterbestehender Oberbauchbeschwerden als „Psychopathinnen" verkannt und dem Psychiater zugewiesen (153).

Der Kliniker DENT (62) hat diese neue Situation kürzlich mit folgenden Worten umschrieben: Es ist jetzt durch eine erdrückende Fülle von Tatsachen erwiesen, daß der HPT eine relativ häufige Krankheit ist, so daß sehr viel diagnostischer Scharfsinn darauf verwendet werden muß, um alle HPT-Patienten aufzuspüren; denn das klinische Bild weist größere Vielfalt auf als die Mehrzahl alltäglicher Krankheitsbilder.

Die psychopathologischen Erscheinungen des HPT sind Gegenstand der *vorliegenden Arbeit*. Unsere Untersuchungen stehen ganz im Rahmen der jahrzehntelangen psychopathologischen Forschung bei verschiedenen Endokrinopathien an der hiesigen Klinik. Wir schließen insbesondere an die Untersuchungen KINDs über „Psychische Störungen bei Hyperparathyreoidismus" (*126*) an und haben dessen 11 Kranke in unser Patientengut mit aufgenommen. Da Calcium nach der Untersuchung KINDs eine wesentliche Rolle bei der Entstehung der seelischen Veränderungen zu spielen scheint, haben wir einige Hypercalcämieformen, die nicht auf HPT beruhen, in die Untersuchung mit einbezogen.

Im besonderen gehen wir in unserer Arbeit folgenden Fragen nach:

Wie häufig und welcher Art sind die psychischen Veränderungen beim HPT?

Welche Faktoren haben bestimmenden oder entscheidenden Einfluß auf die Genese und die Art dieser psychischen Veränderungen?

Wie ist die Psychopathologie des HPT in die Psychiatrie der anderen endokrinen Erkrankungen einzuordnen?

A. Zur Physiologie und Klinik des primären Hyperparathyreoidismus

Wir beschränken uns auf einige wesentliche Aspekte und folgen dabei den Darstellungen von HAAS (*96*), LABHART (*137*), UEHLINGER (*220*) und WERNLY (*228, 230*). Es wird heute allgemein angenommen, daß die wichtigste *Funktion des Parathormons* die Konstanterhaltung des Calciumspiegels ist. Dabei liegen die Angriffspunkte des Hormons im Knochengewebe, im Nierentubulus und im Darm. Durch vermehrten Knochenabbau, erhöhte intestinale Calcium-Resorption und verminderte tubuläre Calcium-Rückresorption wird der Serumcalciumspiegel erhöht, durch umgekehrt gerichtete Mechanismen wird er gesenkt. Der Serumcalciumspiegel wird konstant erhalten einesteils durch Koordination dieser drei Vorgänge und andernteils durch die steuernde Funktion der Parathyreoidea, die das Parathormon in mittlerer, verminderter oder erhöhter Menge ins Blut ausschüttet. Diese Steuerung scheint vorwiegend oder ausschließlich durch einen Mechanismus der Rückkoppelung bewerkstelligt zu werden, wobei der Serumcalciumspiegel der adäquate Reiz für die Parathormonausschüttung ist. Jede Erhöhung des Serumcalciumspiegels führt daher zu einer Drosselung der Parathyreoidea-Aktivität und jedes Absinken desselben zu einer Verstärkung der Parathyreoidea-Aktivität.

Nach neueren Untersuchungen hat möglicherweise auch der Serummagnesiumspiegel einen Einfluß auf die Parathyreoidea-Aktivität und ferner dürfte dem Calcitonin bzw. dem Thyreocalcitonin eine Rolle bei der Konstanterhaltung des Serumcalciumspiegels zufallen.

Von großer Bedeutung für die Fragestellung der vorliegenden Arbeit ist die zentrale Stellung des Serumcalciumspiegels. Wir haben daher dem Verhalten dieser Größe bei unseren Untersuchungen ganz besondere Aufmerksamkeit gewidmet.

Der *primäre Hyperparathyreoidismus* (HPT) wird in einer beliebigen Gesamtbevölkerung in 0,01% (*96*) und bei einer unausgelesenen Klientel einer medizinischen Poliklinik in 0,83% (*35*) gefunden[1]. Häufiger kommt die Krankheit vor bei Nieren-

---

[1] In einer neuesten Untersuchung fand BOONSTRA (*36*) unter 26 000 unausgelesenen Poliklinikpatienten 0,12% HPT-Kranke.

steinträgern in rund 2% der Fälle (*153*) und am häufigsten bei Calciumsteinpatienten, nämlich in 17%, während man unter Patienten mit Ulcus ventriculi 1,3% HPT-Kranke sah (*96*).

Die Vielfalt des *klinischen Bildes*, dessen verschiedene Symptomengruppen wir in der Einleitung erwähnt haben, veranlaßte einige Forscher, von einer renalen, ossären, gastrointestinalen und akuten Form des HPT zu sprechen.

Bei der Verschiedenartigkeit der Symptome ist es verständlich, daß man nicht selten nach jahrelangem Verlauf an einen HPT überhaupt erst denkt. Fachleute (*153*) schätzen die durchschnittliche Dauer vom Auftreten der ersten Symptome bis zur Diagnosestellung auf 5 Jahre.

Die *Diagnose* kann nur aus den biochemischen Veränderungen gestellt werden; unter diesen ist die *Hypercalcämie* das Kardinalsymptom. Hypophosphatämie, Hypercalciurie sowei bei ossärem HPT erhöhte alkalische Serumphosphatase sind weitere wichtige Laborbefunde.

Wie schwierig die exakte *Bestimmung des Serumcalciumspiegels* ist, ergibt sich daraus, daß Kenner (*96*) als Ursache der Hypercalcämie zuerst an einen Laborfehler denken. Die Höhe der ionisierten Calciumfraktion läßt sich mit Hilfe des Normogramms von McLean und Hastings (Geigy-Tabellen, *85*) aus dem Verhältnis von Totalprotein- und Totalcalciumgehalt im Serum berechnen; doch wird diese Methode heute als nicht zuverlässig angesehen und an Stelle dessen das ultrafiltrierbare Calcium (Norm: 5,9 – 6,5 mg/100 ml ionisiertes plus 0,5 mg/100 ml komplexgebundenes Calcium) bestimmt.

Neben dem HPT kommen als *Ursachen für die Hypercalcämie* u. a. in Frage: Malignome mit und ohne Knochenmetastasen, Mamma- und Prostatacarcinom im Laufe einer Hormonbehandlung, Vitamin D-Intoxikation, Boecksche Sarkoidose, idiopathische Hypercalcämie des Kleinkindes, Milch-Alkali-Syndrom und Hyperthyreose.

Die bis heute einzige mögliche *Therapie* des HPT ist die chirurgische Entfernung des Parathyreoidea-Adenoms oder die subtotale Resektion der hyperplastischen Nebenschilddrüse.

In der *Pathogenese* spielen solitäre (viel seltener multiple) Parathyreoidea-Adenome die Hauptrolle, weniger häufig sind die diffuse Hyperplasie und das Syndrom der multiplen, endokrinen Adenomatose (multiple Parathyreoidea-Adenome, Adenome der Inselzellen, der Hypophyse, der Nebennierenrinde und des Nebennierenmarks). Am seltensten ist das Parathyreoidea-Carcinom. Die Ursache der Adenomentstehung ist ungeklärt. Das Syndrom der multiplen endokrinen Adenomatosis ist wahrscheinlich genetisch bedingt.

B. Schrifttum über psychopathologische Symptome beim HPT und anderen Calciumstoffwechselstörungen

Da das psychiatrische Schrifttum über dieses Thema spärlich ist, versuchten wir eine möglichst große Zahl von Casusdarstellungen der allgemeinen — vor allem der chirurgischen und internmedizinischen — Literatur zu erfassen. Im ganzen sahen wir ungefähr 250 Publikationen über HPT durch; 40 davon wurden ausgeschieden, da es sich um Arbeiten ohne Falldarstellung handelte. Sämtliche uns erreichbare Kasuistik detailliert geschilderter Krankengeschichten haben wir in unserer Übersicht verarbeitet.

Bei der Literatursichtung leiteten uns folgende Fragen:

1. Wie häufig fallen psychische Veränderungen bei Hypercalcämien — auch dem nichtpsychiatrischen Untersucher — auf?

2. Welche psychischen Veränderungen werden erwähnt?

3. Welche pathophysiologischen Vorgänge bei Hypercalcämien zieht man heute neben der Vermehrung des Serumcalciums zur Erklärung der psychopathologischen Erscheinungen in Betracht?

I. Nichtpsychiatrisches Schrifttum

1. In allgemeinen Darstellungen des HPT hat sich die Erwähnung psychischer Symptome eingebürgert

mag man *Lehrbücher* der inneren Medizin, wie das von HEILMEYER *(101)*, der Endokrinologie, wie die von LABHART *(228)* und JORES *(113)*, RASMUSSEN u. REIFENSTEIN *(176)*, KUPPERMANN *(136)*, DANOWSKI *(60)* und BEST *(21)*, oder *Monographien* über die Klinik des HPT *(108)* und über Knochenstoffwechselstörungen *(96)* aufschlagen; ebenso werden psychische Veränderungen erwähnt in Übersichtsreferaten der chirurgischen *(71, 132, 149, 152)*, medizinischen *(33, 70, 137, 156, 229, 230)* und pathologischen *(219)* Literatur. Man ist sich darin einig, daß sich in einigen Fällen der HPT als psychiatrische Krankheit präsentieren *(33)* und durch seelische Veränderungen die Grundkrankheit verschleiern *(69)* kann. MAYOR *(152)* glaubt sogar, daß „alle Patienten, die längere Zeit an HPT leiden, ziemlich schwere psychische Störungen aufweisen". Deshalb zählen unerklärliche, besonders plötzlich aufgetretene *Persönlichkeits- oder Verhaltensstörungen* (nach renalen, ossären und abdominalen Symptomen) zu den *diagnostischen Schlüsselsymptomen* des HPT *(70, 71, 156)*; in einigen Fällen stellen die psychischen Veränderungen die einzige klinische Erscheinung *(228)* des HPT dar. Im einzelnen werden von den oben zitierten Autoren folgende Symptome genannt:

a) Persönlichkeitsstörungen, die auch als „neurotisch"[1] erscheinen und oft mit ausgeprägtem Krankheitsgefühl einhergehen; es sind Veränderungen der *Einzeltriebe* (wie quälender, unstillbarer Durst und Appetitlosigkeit), des *Antriebs* (apathische Trägheit, Arbeitsunlust, Denkfaulheit und Abnahme der geistigen Leistungsfähigkeit) und der *Stimmung* (abnorme Reizbarkeit und Depression).

b) Psychosen somnolenten, verwirrten und halluzinatorischen Charakters.

2. Die aus der Literatur zusammengestellten Sammelstatistiken

(61, 66, 140, 146, 166, 191) mit 1638 Fällen von HPT berichten meist über keine psychischen Veränderungen *(61, 140, 166)*. Nur unter 600 HPT-Kranken „dominierten in einzelnen Fällen psychische Symptome" *(146)*. Genauere Angaben erhält man von EITINGER *(66)*, der bei 50 Pat. in 14% Psychosen (Depressionen, akute exogene Psychosen) fand, und von ROSENBERG *(191)*, die unter 386 Pat. in 5,9% Psychosen erwähnt.

---

[1] Diese Bezeichnung ist natürlich mit jedem modernen Neurosenbegriff unvereinbar.

3. In Übersichtsstatistiken mit selbstuntersuchtem Patientengut

hingegen finden sich psychische Störungen häufiger aufgezeichnet; wir überblicken bei 11 Autoren (*23, 27, 36, 44, 53, 62, 90, 102, 120, 121, 185*) insgesamt 1417 Fälle von HPT. Nur 3 Autoren (*23, 44, 27*) mit zusammen 321 Fällen erwähnen keine psychischen Störungen; im übrigen schwanken die Angaben über die Häufigkeit zwischen 2—51% psychischer Veränderungen, wobei auch hier Triebstörungen, Müdigkeit, emotionale Verschiebungen und Psychosen genannt werden. In zwei chirurgischen Statistiken über 460 Pat. bezeichnen COPE (*53*) und KEYNES (*121*) psychische Störungen bei 3% des Krankengutes als Schlüssel zur Diagnose.

4. Einzelkasuistiken

In 155 Publikationen über *Einzelkasuistiken* mit 416 HPT-Kranken fanden wir folgendes: Bei 221 Kranken (= 53%) sind keine psychischen Veränderungen angegeben [1]. Bei 42 von ihnen ist der Hypercalcämiewert aufgezeichnet, er beträgt durchschnittlich etwa 12—13 mg/100 ml. Die übrigen *195 Kranken (= 47%) werden als psychisch auffällig* geschildert [2]; bei 85 dieser Patienten liegt der durchschnittliche Hypercalcämiewert bei etwa 13—14 mg/100 ml, wobei die Hypercalcämiezahlen der akut exogen Psychotischen in diesen Werten nicht mit eingeschlossen sind. Die psychischen Störungen verteilen sich so:

119 Pat. antriebslos (müde, apathisch, lethargisch),
 26 Pat. „Charakterveränderungen" (dysphorisch, affektlabil),
 22 Pat. depressiv,
  6 Pat. Gedächtnis- und Konzentrationsstörungen,
  5 Pat. „neurotisch",
 69 Pat. akute exogene Psychosen.

Weiterhin Veränderungen der *Einzeltriebe* (55 Pat. mit abnormem Durst, 21 mit Inappetenz) und *vegetativ-funktionelle Störungen* in folgender Verteilung:

56 Pat. Erbrechen,
41 Pat. Nausea,
12 Pat. Kopfweh,
44 Pat. Obstipation,
33 Pat. Anorexie.

Besondere Aufmerksamkeit verdienen 77 Kranke mit *akutem HPT* bzw. mit *akuten exogenen oder anderen Psychosen*, die bei 55 Autoren erwähnt sind [3]. Von

---

[1] *2, 4, 10, 11, 14, 22, 33, 36, 40, 41, 42, 44, 46, 47, 50, 51, 52, 56, 70, 76, 78, 79, 88, 91, 92, 94, 95, 98, 110, 123, 131, 134, 139, 142, 143, 156, 158, 160, 162, 163, 165, 171, 173, 177, 183, 184, 191, 196, 197, 200, 205, 221, 223, 226, 227.*

[2] *2, 5, 6, 9, 11, 12, 14, 20, 32, 33, 36—40, 32, 43, 46, 48, 50, 52, 59, 63—67, 70—72, 77, 79, 81, 84, 88, 89, 91, 92, 94, 95, 97, 100, 103, 106, 107, 111, 114, 119, 123, 130, 134, 135, 142—144, 147, 154, 156—163, 165, 167, 168, 171—173, 180, 183, 184, 186—191, 196, 198, 201, 203, 205—208, 210, 211, 217, 221, 223, 227, 232, 233.*

[3] *6, 10, 12, 14, 32, 33, 39, 40, 43, 48, 63—67, 71, 72, 84, 89, 94, 97, 100, 103—106, 111, 114, 123, 134, 143, 144, 147, 154, 156, 157, 160, 161, 167, 168, 173, 177, 180, 183, 187—189, 198, 201, 206—208, 210, 211, 217, 223, 232, 233.*

den 77 Pat. leiden 69 an einer akuten exogenen Psychose, die restlichen 8 an schwersten Depressionen oder apathischen Zuständen; 37 Kranke starben. Der bei 65 Kranken angegebene Hypercalcämiewerte liegt etwa zwischen 18 – 19 mg/100 ml (minimal 11,8, maximal 26). Die Syndrome der akuten exogenen Psychosen verteilen sich wie folgt:

    34 Pat. Benommenheit (bis Koma)[1],
    20 Pat. Verwirrtheit,
     9 Pat. Benommenheit und Verwirrtheit,
     5 Pat. Delirium,
     1 Pat. Wahnzustand.

Ordnet man die durchschnittlichen Hypercalcämiewerte den verschiedenen Psychoseformen zu, so weist das Syndrom der Bewußtseinsverminderung die stärkste Calciumvergiftung auf:

    37 Pat. Bewußtseinsminderung (Somnolenz – Koma); ca. 19 mg/100 ml,
    20 Pat. Bewußtseinsveränderung (Verwirrtheit, Delir, Wahn); ca. 17 mg/100 ml,
     8 Pat. Depression, Apathie; ca. 16 mg/100 ml.

Wir haben uns in der Literatursammlung auf die statistische und dafür farblosere Darstellung der psychischen Veränderungen beschränkt. Zahlreiche plastische Einzelfälle der Literatur hat KIND (126) in seiner 1959 erschienenen Untersuchung wiedergegeben.

5. Der Einfluß des Calciums auf die Entstehung psychopathologischer Erscheinungen

a) Bei Hypercalcämie infolge Vitamin D-Überdosierung werden in Übersichtsdarstellungen (45, 60, 68, 199, 222) häufig ähnliche Störungen wie beim HPT genannt: vegetativ-funktionelle Symptome (Nausea, Erbrechen, Obstipation, Kopfschmerz, Paraesthesien), Veränderungen der Einzeltriebe (exzessiver Durst, Inappetenz), Antriebslähmung (Depression, Reizbarkeit, „Nervosität"), mnestische Störungen und akute exogene Psychosen. Von den *30 Einzelfällen (16, 45, 55, 80, 117, 145, 148, 199, 204, 222)*, die zwischen 3 Monaten und 6 Jahren mit 100 000 – 500 000 I.E. Vitamin D täglich behandelt wurden, sind 17 psychisch auffällig (47%). Bei 13 dieser Patienten ist der durchschnittliche Serumcalciumwert mit ca. 15 mg/100 ml angegeben. Von den 17 psychisch Auffälligen boten 6 eine akute exogene Psychose mit durchschnittlich ca. 18 mg/100 ml Calcium. Bei den psychisch Unauffälligen betrug die in 6 Fällen angegebene Hypercalcämie 12 – 13 mg/100 ml.

b) Hypercalcämien bei Hyperthyreose (83), Milch-Alkali-Syndrom (60, 225) und weitere Leiden zeigen die gleichen psychischen Störungen wie beim HPT und der Vitamin D-Intoxikation. Wir fanden 37 Einzelfälle, 26 davon mit Milch-Alkali-Syndrom (133, 225), 5 mit Hyperthyreose (83, 131), 5 mit oestrogenbehandelten Carcinomen (127, 216) und einen mit Parathormonvergiftung (147). Davon waren 16 (43%) mit einem durchschnittlichen Serumcalciumspiegel von 13 – 14 mg/100 ml

---

[1] Nur bei 11 dieser Patienten ist eine Urämie angegeben.

psychisch unauffällig. Unter den 21 psychisch Auffälligen (57%) brach bei 17 Pat. eine akute exogene Psychose aus; der durchschnittliche Calciumwert bei ihnen lag zwischen 18−19 mg/100 ml, wobei verwirrte und deliriöse Syndrome bei 10 Pat. mit durchschnittlich 16−17 mg/100 ml Calcium einen niedrigeren Wert anzeigten als somnolente und komatöse Syndrome (bei 7 Pat.) mit 20 mg/100 ml Calcium.

c) Über *Hypercalcämien bei Kindern* fanden wir 47 Einzelfälle im Alter zwischen 1 Monat und 15 Jahren; es handelte sich um 27 HPT-Kranke *(100, 164, 174, 179, 218)* (davon 3 mit akutem HPT, *100, 174, 179*), 20 Fälle von idiopathischer Hypercalcämie der Kinder *(8, 57, 58)* oder Vitamin D-Intoxikation *(194)*. Von den 47 Kindern waren 24 (51%) psychisch verändert: sie erschienen psychisch retardiert (mit niedrigem IQ von 40−50, geringer Lernfähigkeit), sie grimassierten, waren müde und apathisch, unfreundlich und gereizt; ein 13jähr. Mädchen zeigte bei akutem HPT mit 21−22 mg/100 ml Calcium eine akute exogene Psychose.

d) Die Abhängigkeit psychischer Veränderungen vom Serumcalcium drückt sich auch in den *Hypocalcämien* aus, wie man sie nach der Entfernung des Epithelkörperchenadenoms finden kann. In Übersichtsarbeiten *(69, 228)* wird darauf hingewiesen, wie ähnlich das psychopathologische Bild der Hypocalcämie dem der Hypercalcämie ist. Wir konnten 15 Einzelfälle *(13, 93, 116, 119, 155, 158, 160, 208, 227)* sammeln; die hypocalcämischen Werte liegen bei 7 Pat. zwischen 4−9 mg pro 100 ml. Diese Patienten zeigen sämtlich akute exogene Psychosen mit Somnolenz, Verwirrtheit, „toxischem Delir", auffallend viel schwere, suicidale Depressionen und Angstzustände sowie paranoid-halluzinatorische Bilder und Unruhezustände. Oft war die psychiatrische Hospitalisierung nötig. Die Psychosen heilten zugleich mit Normalisierung des Calciumspiegels.

e) Psychische Störungen und Serumcalciumveränderungen stehen in enger Verbindung miteinander. Das kann man der Tatsache entnehmen, daß ähnliche psychische Veränderungen bei ganz verschiedenen Hypercalcämieformen *(156)* und auch bei Hypocalcämien auftreten. Die psychischen Syndrome lassen sich weiter deshalb der Erhöhung des Calciums zuordnen, weil bei geeigneter Therapie und Normalisierung des Serumcalciumspiegels die psychischen Veränderungen meist rasch verschwinden *(229)*; das zeigen am deutlichsten die Fälle mit akuten exogenen Psychosen, bei denen sich der psychische Zustand parallel zum Absinken des Serumcalciums bessert *(147, 148)*; so etwa bei einem Patienten mit akutem HPT wird das Calcium durch medikamentöse Maßnahmen von 21 auf 13 mg/100 ml gesenkt, womit gleichzeitig die Psychose verschwindet *(39)*. Umgekehrt kann sich auch die Verwirrtheit zugleich mit steigender Hypercalcämie verstärken *(145)*. Es werden sogar Korrelationen zwischen bestimmten Serumcalciumwerten und bestimmten psychischen Syndromen aufgestellt: KARPATI *(116)* findet bei Werten oberhalb von 17 mg/100 ml Calcium (33 Pat.) *immer* neuropsychiatrische Störungen. AGRAS *(1)* läßt die Syndromwahl im akuten exogenen Reaktionstyp vom Calciumwert abhängig sein (bei insgesamt 16 aus der Literatur zusammengestellten Patienten): oberhalb von 16 mg/100 ml Calcium findet er Bewußtseinsminderung, unterhalb dieses Wertes Bewußtseinsveränderungen (also etwa paranoid-halluzinatorische Bilder). Ausnahmen gibt es natürlich auch hier: HANES *(97)* erwähnt einen psychisch gesunden Patienten mit 20 mg/100 ml Calcium.

Zuweilen ist die Hypercalcämie mit einer Urämie verbunden. Läßt sich dann die *Calciumwirkung von der Wirkung der Urämie auf die Psyche trennen (15)* ? Anscheinend mißt man der Urämie eine weniger große oder gar keine Bedeutung bei; man macht dafür geltend: 1. die psychischen Symptome beobachtet man auch bei Patienten ohne Niereninsuffizienz (*15*); 2. die psychischen Veränderungen — am deutlichsten akute exogene Psychosen — verschwinden mit fallendem Serumcalciumwert bei fortdauernder (*15, 66, 216, 222*) oder sogar noch steigender Urämie (*217*).

6. Psychiatrische Behandlungen auf Grund psychiatrischer Fehldiagnosen

weisen ebenfalls auf die Bedeutung psychiatrischer Veränderungen beim HPT und bei anderen Hypercalcämien hin. Solche Fehldiagnosen sind beim Stand der Erforschung des HPT beinahe zu erwarten; denn erstens ist der HPT als häufige endokrine Erkrankung noch nicht lange bekannt und zweitens ist die Kenntnis psychopathologischer Symptome beim HPT bisher noch so wenig verbreitet, daß man Angaben darüber zwar in endokrinologischen Lehrbüchern findet, sie dafür aber in psychiatrischen Handbüchern (*49 a*) vermißt. Wir überblicken *20 Einzelfälle*, 17 davon mit HPT, 1 mit Vitamin D-Intoxikation (*145*) und 2 mit carcinombedingter Hypercalcämie (*171*). 5 der HPT-Kranken (*20, 50, 77, 114, 188*) starben, bevor man die Diagnose stellen konnte, der Rest[1] konnte nach erfolgreicher Adenomentfernung vom schweren psychischen Leiden geheilt werden. Am häufigsten wurde die Diagnose einer schweren, meist endogenen Depression gestellt (10 Fälle), seltener sprach man von Hysterie (bei Asthenie, Müdigkeit, Nausea), Neurose, Neurasthenie, psychogener Polydipsie, M. Alzheimer, arteriosklerotischer Verwirrtheit und maniformer Psychose. Psychiatrische Hospitalisationen wurden achtmal für notwendig gehalten. Dabei wurden in 4 Fällen erfolglose Elektro- oder Insulinschockkuren durchgeführt — während die Depressionen oder Manien nach der Exstirpation des Epithelkörperchenadenoms schlagartig verschwanden. In 6 Fällen wurden die Patienten zum Teil jahrelang psychiatrisch-medikamentös oder psychotherapeutisch behandelt. Über einen tragisch verlaufenden Fall berichtet JORES (*114*): Ein HPT-Kranker wurde lange Zeit wegen eines „Vater-Sohn-Konfliktes" bei „nervöser" Polydipsie (er trank 5 Liter Flüssigkeit täglich) psychotherapeutisch behandelt; als es zur HPT-Krise kam, wurde der Patient internistisch hospitalisiert; wegen des unklaren Befundes dachte man aber zuerst an gastrointestinale Störungen nach Kohlgenuß. Erst die kurz vor dem Tode durchgeführte Calciumbestimmung führte bei ca. 19 mg/100 ml Serumcalcium auf die richtige Fährte. Es läßt sich das Fazit ziehen: Der Psychiater sollte bei apathisch-depressiven Zuständen mit schwerem Durst und bei allen ätiologisch ungeklärten organischen Bildern (*145*) die Diagnose HPT erwägen.

7. Andere Hypercalcämiebefunde

Im folgenden Abschnitt behandeln wir einige Fragen, die mit der Psychiatrie des HPT und der Calciumstoffwechselstörungen nur mittelbar zusammenhängen.

a) Krampfanfälle bei Hypercalcämien sind sehr selten beschrieben. Wir fanden in unserem Schrifttum 7 Fälle; davon einer bei akutem HPT (*44*), 4 bei chronischem HPT (*100, 105, 130, 165*), einer bei multipler Adenomatosis mit Hypophysentumor (*52*) und einer bei Vitamin D-Intoxikation (*17*). Die Calciumwerte bei diesen Kranken lagen mit Werten zwischen 12—16 mg/100 ml nicht höher als beim Gros der

---

[1] *1, 11, 18, 52, 59, 116, 142, 144, 178, 180, 188, 190, 196.*

oben erwähnten Patienten. Die Anfallstypen waren verschieden: Dreimal handelte es sich um ein Grand-mal, einmal um ein Petit-mal, zweimal war einfach von „Krampfanfällen" und einmal von „Zuckungen" die Rede. Ob die durch Parathyreoidea-Extrakte experimentell im Tierversuch sowie bei Epileptikern und Gesunden gefundene Herabsetzung der Methrazol-Schranke (192) eine Erklärung für die Krampfanfälle bei Hypercalcämie liefern kann, erscheint fraglich.

b) EEG-Befunde bei Hypercalcämien sind ebenfalls selten beschrieben (231); systematisch ist dieses Kapitel anscheinend nicht erforscht, außerdem sind die Befunde recht unterschiedlich. In 8 Fällen von Hypercalcämie [5 HPT (18, 33, 65, 89, 231) und 3 Vitamin D-Intoxikationen (17, 145, 148)] waren 6 psychotisch und 1 depressiv-apathisch. Das EEG dieser Patienten mit 14—24 mg/100 ml Calcium war wie folgt verändert: Diffuse Abnormität mit Verlangsamung, meist verlangsamtem α-Rhythmus; ϑ-Wellen sind gehäuft; nur in einem Fall, der als einziger ein antriebslos-depressives Bild mit mnestischen Störungen bot, fand man eine basale Dysrhythmie, die als „lokale stammhirnnahe Störung" interpretiert wurde (18). Dagegen zeigten 6 Säuglinge im Alter von 3—8 Monaten bei einer Hypercalcämie von 12,5—21 mg pro 100 ml ein normales EEG; vier der Kinder hatten eine idiopathische Hypercalcämie, zwei eine Vitamin D-Intoxikation (64 b). Über Hypocalcämie und Hypoparathyreoidismus besteht eine größere Literatur (64 a). Es werden verschieden ausgeprägte Allgemeinveränderungen, nämlich intermittierende δ-Rhythmen, hypersynchrone Veränderungen und vor allem stark gesteigerte Sensibilität des EEG auf Hyperventilation vermerkt (64 a). Eine diffuse Niederspannung im EEG zweier Kinder mit 6 bis 7 mg/100 ml Calcium (99) scheint eine seltenere Form der Abnormität zu sein. Beim gleichen Individuum besteht eine Beziehung zwischen Serumcalciumspiegel und Schweregrad der EEG-Veränderungen, während verschiedene Individuen eine verschieden starke Empfindlichkeit des EEG zeigen (64 a). Bei 10 Pat.[1] mit Serumcalciumvermehrungen normalisierte sich das EEG zugleich mit ausgeglichenem Calcium, während sich in anderen Fällen von Hypocalcämie die EEG-Veränderungen nach Normalisierung des Calciums anscheinend nicht immer zurückbildeten (64 a).

Ob wir aus den EEG-Befunden bei Calciumstoffwechselveränderungen einen Hinweis auf die Lokalisation der Hirnstörungen erhalten können, ist unsicher. Die vorliegenden EEG-Befunde könnten an eine diffuse Hirnschädigung denken lassen, die man bei Kranken mit akuter exogener Pychose am ehesten erwarten kann. Unsicher ist auch, ob der Fall mit Antriebs- und Stimmungsverschiebungen (18), dessen EEG-Abnormität als stammhirnnahe angesehen wurde, tatsächlich eine lokalisierte Dysfunktion des Hirns aufwies. Man kann ja im Stammhirn auf Grund des EEG nicht direkt lokalisieren, sondern nur vermuten, daß gewisse Formen der EEG-Abnormität (wie intermittierende langsame Rhythmen) mit einer Funktionsstörung des Stammhirns zusammenhängen.

II. Psychiatrisches Schrifttum

In einem *Übersichtsreferat* bezeichnet BARTTER 1953 (15) psychische Veränderungen bei Hypercalcämien als häufig und erwähnt dabei die bekannten Symptome allgemeiner Unlust, Apathie, Lethargie, leichter Ermüdbarkeit und Depression, Be-

---

[1] *17, 18, 33, 65, 89, 99, 145, 148, 231.*

nommenheit und Verwirrtheit. M. BLEULER äußert sich 1954 (*26*) in seiner „Endokrinologischen Psychiatrie" hingegen noch sehr unbestimmt über die Psychopathologie des HPT. Seines Erachtens sei es nicht erwiesen, daß ein emotionales Mitschwingen (wie Affektlabilität, Apathie, gesteigerte Erregbarkeit) über das hinausgehe, was man bei jedem chronischen, schwächenden und schmerzenden Leiden finden könne. In seinem Handbuchbeitrag 1964 über das gleiche Thema hält M. BLEULER (*29*) vor allem depressiv-apathische Bilder beim HPT für wesentlich, insbesondere weist er auf die Kombination von Durst und Inappetenz als charakteristische Einzeltriebveränderungen hin. Psychiatrische Einzeluntersuchungen sind erst seit 1959 veröffentlicht worden. Insgesamt wurden 53 Fälle beschrieben, 51 davon mit HPT und 2 mit Vitamin D-Intoxikation (*145*). 10 dieser 53 Fälle gelangten *zufällig* zur psychiatrischen Untersuchung (*1, 18, 145, 150, 178, 190*), meist wegen psychischer Auffälligkeiten. Sämtliche 10 Patienten wiesen deutliche psychiatrische Symptome auf, wie eine schwere depressiv-paranoide Psychose (*1*), ein neurasthenisches Bild (*18*), akute exogene Psychosen (*145, 190*) und Depressionen (*178*), die in einem Fall 11 Jahre dauerte (*150*).

Bisher gibt es nur zwei *systematische Untersuchungen:* KIND (1959) (*126*) untersuchte sämtliche Hypercalcämien psychiatrisch genau, die innerhalb von 2 Jahren ins Kantonsspital Zürich eingeliefert wurden. KIND fand unter den HPT-Kranken 50% psychisch verändert, und zwar 2 im Sinne einer organischen Psychose und 3 im Sinne des endokrinen Psychosyndroms. KARPATI (1964) (*116*) untersuchte 33 fortlaufend innerhalb eines bestimmten Zeitraumes ins Henry-Ford-Hospital, Detroit, eingewiesene Patienten mit HPT. Da es sich vornehmlich um eine internistisch-neurologische Untersuchung handelt, wurden die Kranken psychiatrisch nicht eingehend exploriert. 42% der Fälle waren psychisch alteriert: 11 waren nervös, reizbar und gespannt; bei 4 Kranken dominierten die psychiatrischen Symptome, so daß der Psychiater konsiliarisch zugezogen werden mußte. Diese 4 Kranken zeigten eine Depression, eine agitierte Depression, ein Zwangssyndrom und eine verwirrte Psychose. Ein systematischer Vergleich zwischen Blutcalciumwerten und psychischen Veränderungen fehlt in beiden Arbeiten.

Sämtliche psychiatrische Publikationen weisen darauf hin, daß mit der Harmonisierung des Calciumspiegels auch die psychiatrische Symptomatik verschwindet.

III. Die Beziehung endogener Psychosen zum primären Hyperparathyreoidismus

Endogene Psychosen und HPT beim gleichen Patienten scheinen sich *hinsichtlich der psychischen Veränderungen gegenseitig wenig zu beeinflussen*. Ihr Verlauf ist unabhängig voneinander. Es wäre immerhin denkbar, daß eine Depression durch den HPT aktiviert wird — tatsächlich ist dies nicht beobachtet worden. Eine 41jähr. Frau (*42*), die früher an manisch-depressivem Kranksein litt, bot z. B. später unter HPT keine depressiven Symptome. Unklar erscheint der Verlauf bei einer 69jähr. Frau (*8*), die seit 17 Jahren wegen manisch-depressivem Kranksein in einer psychiatrischen Klinik hospitalisiert war und bei der sich nach der Nebenschilddrüsenoperation die Depression aufhellte; hier dürfte das MDK früher als der HPT begonnen haben. Eindeutig erscheint die Selbständigkeit der Krankheitsverläufe in zwei Fällen von

Schizophrenie und HPT. Ein 58jähr. Patient (*112*) entwickelte sich nach einer schizophrenen Phase zum verschlossenen Sonderling mit schizophrenen Residualsymptomen. Unter dem HPT zeigten sich mnestische Störungen, die nach Nebenschilddrüsenoperation verschwanden, während der schizophrene Residualzustand unverändert blieb. Ähnlich bei einem Patienten mit paranoid-halluzinatorischer Schizophrenie (*178*), der während des HPT unter Antriebslosigkeit und mnestischen Störungen litt; diese Symptome heilten ebenfalls nach geglückter Adenomexstirpation aus. Seine halluzinatorische Schizophrenie hingegen blieb fortbestehen, wie sich deutlich beim Absetzen der Phenothiazine zeigte.

IV. Physiologische Befunde im Hinblick auf psychische Veränderungen bei Hypercalcämien

Zu den klassischen neurophysiologischen Experimentalbefunden der Calciumwirkung sind in letzter Zeit eine Reihe von Ergebnissen der Stoffwechselpathologie gekommen. Bislang hat sich noch keine Theorie herausgebildet, die die psychischen Veränderungen mit den somatischen Störungen in regelhafte oder gesetzmäßige Beziehung bringen könnte. Wir müssen uns deshalb darauf beschränken, ganz verschiedenartige Befunde zu erwähnen, ohne die umfassende Idee dieses Mosaiks formulieren zu können.

Sicher erscheint eines: Mit *steigender Hypercalcämie treten schwerere psychische Veränderung auf.* AGRAS (*1*) ordnet leichte Hypercalcämien dem sog. „pseudoneurotischen" Psychosyndrom zu. Höheren Hypercalcämien von 11–15 mg/100 ml stellt er paranoid-depressive Psychosen gegenüber (6 Fälle aus der Literatur) und extrem hohen Hypercalcämien von 14–20 mg/100 ml die toxische Psychose mit Somnolenz und Verwirrtheit (11 Fälle aus der Literatur).

KOUPERNIK (*132*) erwähnt nur die Vielfalt des psychopathologischen Bildes, nämlich: Verhaltensstörungen, „neurotische" Erscheinungen, depressiv-asthenisch-somnolente Bilder und die „psychoses aigues hyperparatyroidiennes", ohne diese verschiedenen Syndrome mit dem Serumcalcium in Beziehung zu bringen.

Hirnpathologische Befunde sind selten. Es werden bei verschiedenen Calciumstoffwechselstörungen radiologisch festgestellte symmetrische cerebrale Calcifikationen, speziell im Bereich der Basalganglien, beschrieben (*130*). Jedoch scheinen die Basalganglien kein Prädilektionsort für cerebrale Kalkablagerungen zu sein, denn Kalkmetastasen findet man ebenso im Frontalhirn (*84, 130*).

Die *Neurophysiologie der Calciumwirkung* ist schon seit Jahrzehnten beforscht; BRUNK (*40 a*) gibt 1954 einen Überblick der bisher gesicherten Ergebnisse. Danach ist Calcium in stetiger Konzentration notwendig für die neuronalen Vorgänge des Ionenaustausches — etwa des Kalium-Natrium-Austausches durch die Zellmembran hindurch (*75*) — und der Erregungsleitung, für die Aufrechterhaltung des (Ruhe-) Membranpotentials und die Impulsübertragung in Synapse und motorische Endplatte. Die Hypercalcämie hat einen depressiven Effekt auf die neuronale Erregbarkeit, gleichzeitig wird der Ionenaustausch verringert (Calcium „verdichtet" die Membran), das Membranpotential erhöht sich (*75*) und die Impulsübertragung in sympathischen Ganglien und motorischen Endplatten wird blockiert, ohne daß der genauere Mechanismus in der Synapse bekannt wäre (*224*). Wenn im Tierversuch die Hirnrindenerregbarkeit bei Betupfen mit 5%iger Calciumlösung gedämpft wird *(193)*, so weist dieses Ergebnis ebenfalls auf den depressiven Calciumeffekt hin. Manche Forscher sehen das Psychosyndrom der Antriebslosigkeit, Lethargie und Somnolenz als Ausdruck der neuronalen Impulsübertragungsstörung an *(219)*, oder sie bringen Schluckstörungen und Obstipation bei Hypercalcämie mit dem Leitungsblock in den sympathischen Ganglien in Verbindung *(15)*. Reversible Taubheit in 3 Fällen von HPT wird mit der geringeren nervösen Erregbarkeit erklärt *(205)*.

Die klinischen Befunde werden auch durch Tierexperimente gestützt. COLLIP (1925) *(1)* erhöhte das Serumcalcium bei Hunden in extremer Weise und will ähnliche Symptome wie bei Menschen beobachtet haben: Lethargie, Müdigkeit, Durst und Anorexie. Katzen, denen man intracisternal Calcium injiziert hatte, fielen in Schlaf *(151)*.

Die *Stoffwechselwirkung des Parathormons und der Hypercalcämie* hat in den letzten Jahren reges forscherisches Interesse gewonnen. Nach KARLSON (1965) *(115)* wirkt extracelluläres Parathormon auf intracelluläre Stoffwechselprozesse, wie die Phosphorylierungsvorgänge, weiterhin auf die Proteinsynthese und auf Austauschvorgänge der Mitochondrien, indem Magnesium, Phosphor und Kalium verstärkt retiniert werden; außerdem wird unter Parathormonerhöhung Calcium und Phosphat vermehrt, und es werden Calcium- und Wasserstoffionen vermindert renal ausgeschieden.

Hinzu kommen noch neuere Befunde über *Magnesium- und Eiweißstoffwechselstörungen* bei Hypercalcämien. Bei HPT und nach experimentellen Parathormoninjektionen bildet sich in Verbindung mit einer erhöhten renalen Magnesiumausscheidung eine negative Magnesiumbilanz und ein schwankender Serummagnesiumspiegel aus *(116)*. Man nimmt an, daß im Zellstoffwechsel überschüssiges Calcium die Magnesiumionen aus dem intracellulären Milieu verdrängt *(148)*. *Klinisch* kann es bei einer mit Hypercalcämie verbundenen Hypomagnesiämie zu neurologischen Störungen *(100, 148)* (wie Reflexausfällen und cerebellären Symptomen) kommen, die nach Magnesiumsulfatinfusion prompt verschwinden. Unter Magnesiummangel im allgemeinen können sich neuromuskuläre Übererregbarkeit, Konvulsionen, Verwirrtheitszustände und Depressionen ausbilden *(116)*. In einzelnen Fällen wird nach der Entfernung des Nebenschilddrüsenadenoms bei HPT trotz Normalisierung des Serumcalciums ein Fortdauern der psychischen Veränderungen beobachtet *(116)*. Dieses prolongierte Psychosyndrom führt man deshalb auf die ebenfalls fortdauernde Hypomagnesiämie zurück, weil die Patienten nach Magnesiumzufuhr und Normalisierung des Magnesiumspiegels auch psychisch gesunden.

Systematisch ist das Zusammenspiel von Hypercalcämie und Hypomagnesiämie sowie die Bedeutung von Magnesiummangel für psychopathologische Phänomene noch nicht erforscht; die genannten Befunde weisen aber darauf hin, daß Veränderung des Magnesiums neben dem des Calciums möglicherweise eine wesentliche Rolle spielen können.

Ein Fall von schwerer depressiver Psychose mit verhältnismäßig niedriger Hypercalcämie (11,8 mg/100 ml) führt REINFRANK (1961) *(180)* zur Vermutung, daß neben der Calciumerhöhung noch andere Faktoren für die psychischen Störungen verantwortlich zu machen seien, etwa eine *Veränderung der Liquor-Proteine*. Tatsächlich hat man auch bei HPT *(65, 72, 158)* und anderen Hypercalcämien, wie Vitamin D-Intoxikation *(148)*, idiopathischer Hypercalcämie der Kinder *(194)* und Milch-

Alkali-Syndrom *(133, 225)*, eine *Vermehrung der Liquor-Proteine* gefunden. Dabei scheint der Grad der Hypercalcämie nicht mit dem Ausmaß der Liquor-Protein-Erhöhung zu korrelieren *(133)*.

Andere endokrine Einflüsse als solche der Nebenschilddrüsen auf den Calciumstoffwechsel sind bisher nur vereinzelt bekannt geworden. Bei Kaninchen treten nach intramuskulärer Injektion von Hypophysenvorderlappen-Extrakten Zeichen von Tetanie auf, was die Autoren *(170)* schließen läßt, HVL-Extrakte erniedrigten das Gesamtcalcium und verminderten die Aktivität des ionisierten Calciums.

C. Eigene Untersuchungen und Befunde

I. Patientengut und Methode

Der größte Teil der Patienten wurde in drei Phasen psychiatrisch untersucht: wenige Tage vor der Nebenschilddrüsenoperation bzw. während der Hypercalcämie; wenige Tage nach der Operation; und mit einer Katamnesezeit von einigen Monaten bis Jahren nach der Operation.

1. Patientengut

Herkunft: Die Mehrzahl der Patienten — nämlich 47 Fälle — stammt aus dem Kantonsspital Zürich, und zwar aus der Medizinischen Universitätsklinik (Prof. P. H. ROSSIER), der Medizinischen Universitätspoliklinik (Prof. R. HEGGLIN), der Urologischen Universitätsklinik (Prof. G. MAYOR) und der Psychiatrischen Universitätsklinik Burghölzli (Prof. M. BLEULER). Die Möglichkeit zur Untersuchung der restlichen Patienten verdanke ich auswärtigen Kliniken: Patient Nr. 6 und 29 aus der Medizinischen Universitätspoliklinik Basel (Prof. O. GSELL); Patient Nr. 14, 48, 55 und 56 aus der Medizinischen Universitätsklinik Basel (Prof. F. KOLLER); Patient Nr. 24, 31, 49 und 58 aus der Praxis von Herrn Prof. M. WERNLY, Bern; Patient Nr. 27 aus der Chirurgischen Universitätsklinik Marburg (Prof. M. SCHWAIG) bzw. der urologischen Forschungsstelle Bad Wildungen (Dr. H. HORN) und Patient Nr. 57 aus der Psychiatrischen Universitätsklinik Marburg (Prof. H. JACOB). Ohne die großzügige Unterstützung dieser Spitäler wäre die vorliegende Arbeit gar nicht denkbar gewesen.

Der Diagnose nach lassen sich zwei Gruppen (s. auch Tab. 1) unterscheiden:

Primärer Hyperparathyreoidismus (HPT)   54 Pat. (Nr. 1–54)
Hypercalcämie anderer Genese (Hyperthyreose u. a.)   6 Pat. (Nr. 55–60)

Durch die Operation wurde bei den 54 HPT-Patienten ein Nebenschilddrüsen-Adenom bzw. eine -Hyperplasie entfernt; ausgenommen sind folgende Fälle: Bei Patient Nr. 3 und 46 gelang die Adenomexstirpation trotz wiederholten Eingriffen nicht. Bei den Patienten Nr. 47, 48 und 49 ist zwar die Diagnose des HPT gesichert, jedoch sind sie bisher aus verschiedenen Gründen noch nicht operiert worden. Patient Nr. 52 war früher schon zweimal wegen eines Parathyreoideaadenoms erfolgreich operiert worden, nach dem 3. Eingriff starb er: es handelte sich um ein Nebenschilddrüsen-Carcinom mit Nebennierenmetastasen. Patient Nr. 54 wurde 1949 wegen Schubes einer Demenz in der Psychiatrischen Klinik hospitalisiert und starb dort nach 6 Monaten; die Diagnose HPT ist ein zufälliger Sektionsbefund.

Allgemeine Daten: Die insgesamt 60 Pat. waren zur Zeit der Untersuchung im *Alter* von 12—80 Jahren, die meisten von ihnen zwischen 20—50 Jahren. Es waren 38 Pat. verheiratet, 11 ledig, 6 verwitwet und 5 geschieden. 4 Pat. hatten akademische *Berufe* als Fachschuldozent, Chefingenieur, Ärztin und Student; 4 arbeiteten selbständig als leitende Fürsorgerin, Juwelier, Landwirt und Schreiner. 14 Pat. waren in einem erlernten Beruf angestellt, etwa als Kaufmann, Techniker, Bürolist, Verkäuferin, Kindergärtnerin und Köchin; 11 weitere waren Hilfsarbeiter und ein Patient besuchte noch die Primarschule. 27 Patientinnen walteten als Hausfrauen.

Diese Verteilung des Alters, Zivilstandes und Berufes dürfte ungefähr dem Durchschnittsklientel einer vornehmlich auf Stadtbevölkerung eingestellten Klinik entsprechen.

Körperliche Befunde: Die *Konstitutionstypen* verteilten sich auf 29 asthenische, 19 pyknische, 9 athletische und 1 dysplastischen Patienten. Die *körperliche Belastungsfähigkeit* vor Ausbruch des HPT oder der Hypercalcämie war bei 55 Pat. gut und lediglich bei 5 Pat. vermindert, d. h., diese konnten einen 8-Arbeitsstunden-Tag nicht durchstehen. Bei 3 Pat. (Nr. 3, 20, 49) war diese Leistungsschwäche aus neurotischen Gründen und bei 2 Pat. (Nr. 51 und 60) wegen Körperkrankheiten entstanden. Der *Blutdruck* lag bei 43 Pat. im normalen Bereich, 11 Pat. wiesen eine systolische Hypertonie bis 160 mm Hg auf und bei 6 (Nr. 14, 25, 43, 51, 54, 60) fand man eine ausgesprochene Hypertonie, die aber nur in zwei Fällen (Nr. 51, 60) von klinischer Bedeutung war.

16 von 60 Pat. litten zur Zeit der ersten Untersuchung unter einer *körperlichen Krankheit* oder unter deren Folgezustand: Adipositas (Nr. 1, 60); Gastritis und Asthma (Nr. 6); Herzinsuffizienz und Lungenemphysem (Nr. 34); Pyelonephritis (Nr. 51); Anämie (Nr. 17); Arthritis (Nr. 58); Migräne (Nr. 11); postcommotionelles Kopfweh (Nr. 13); Status nach Meningeom-Exstirpation (Nr. 33, 46); Status nach apoplektischem Insult (Nr. 60); Status nach Uterusoperation (Nr. 10, 27, 45); Status nach schwerer Tuberkulose (Nr. 38, 43); und Psoriasis (Nr. 35). Diese Krankheiten hingen nicht mit dem HPT zusammen und bestanden auch nach Heilung des HPT weiter. Die beobachteten psychischen Veränderungen sind durch diese Körperkrankheiten nicht berührt.

6 Patienten waren früher an einer *Endokrinopathie* erkrankt gewesen, die jetzt nicht mehr von Belang war: Klinefelter-Syndrom[1] (Nr. 3), Hyperthyreose (Nr. 15), Morbus Cushing (Nr. 23), Struma nodosa (Nr. 32, 51, 55).

Psychischer Befund: Die *Intelligenz* war bei 8 Pat. überdurchschnittlich ausgebildet, sie hatten die Matura ohne Schwierigkeiten absolviert und arbeiteten jetzt in gehobener Stellung oder wären ihren intellektuellen Fähigkeiten nach dazu in der Lage. 45 waren durchschnittlich intelligent, 5 unterdurchschnittlich und 2 debil. 37 Pat. verfügten über eine normale *Kontaktfähigkeit*, 22 waren gehemmt und 1 Pat. konnte als enthemmt gelten. Bei 16 Pat. war das *Milieu* während der Kindheit oder Jugend durch ein „broken home" getrübt, nämlich bei 9 durch den Tod des Vaters oder der Mutter, bei 3 durch Scheidung der Eltern, bei weiteren 3 durch uneheliche Geburt und 1 Pat. wuchs als Pflegekind auf. Diese soziale Störung führte jedoch nicht zu späteren psychischen Krankheiten. Wesentlich für unsere Untersuchung war der *prä-*

---

[1] Klinische Symptome dieser Erkrankung waren zur Zeit der psychiatrischen Untersuchungen nicht mehr feststellbar.

morbide psychische Gesundheitszustand (s. Tab. 1). 38 Pat. konnten als psychisch unauffällig angesehen werden, 10 galten als psychisch auffällig innerhalb des landesüblich Normalen — etwa waren sie depressiv-verstimmbar oder einzelgängerisch, affektiv eingeengt oder litten unter leichten psychosomatischen Beschwerden. 12 Pat., deren psychiatrische Diagnose wir im einzelnen aufführen (s. Tab. 1), litten unter einer psychischen Krankheit vom Ausmaß einer Neurose oder Psychopathie; nur 6 von ihnen (Nr. 2, 6, 20, 49, 54, 57) waren in ihrer *Lebenstüchtigkeit* deshalb eingeschränkt. Die genannten psychischen Auffälligkeiten bei 22 Pat. hingen nicht mit dem HPT zusammen.

Die *soziale Lage* und die gesamte Lebenssituation vor oder während der Krankheit war bei 44 Pat. harmonisch. Ausschließlich äußere Belastungen, wie der Tod von Angehörigen (Pat. Nr. 33, 45, 50), die bedrückende Krankheit des Ehepartners oder eines nahen Angehörigen (Nr. 10, 15, 16, 41), die Trunksucht des Ehemannes (Nr. 60) oder eine die Patientin tief erschütternde Ehescheidung (Nr. 23) führten nur in einigen Fällen zu depressiven Reaktionen. Entscheidender waren *chronische familiäre Spannungen*, die vor allem durch den — meist neurotischen — Charakter des Patienten bedingt waren und sich vor allem in Ehekrisen (Nr. 29, 32, 49) und Konflikten mit den Eltern (Nr. 3, 5, 20, 42) ausdrückten. Eine „pathogene" soziale Umwelt von bestimmter formaler Struktur, wie sie etwa FURGER (*82*) fand, haben wir bei unseren Patienten nicht beobachtet.

Die *Auswahl der HPT-Patienten* (Nr. 1—54) hatte ein *psychiatrisch auslesefreies* Patientengut zum Ziel. Wir wollten die Häufigkeit psychischer Veränderungen bei *allen* zur Behandlung kommenden Fällen von Hyperparathyreoidismus bestimmen und nahmen deshalb (mit Ausnahme von Fall Nr. 54) keine Fälle in die Statistik auf, die primär wegen psychischer Störungen aufgefallen waren. Deshalb haben wir möglichst sämtliche zwischen 1957 und Anfang 1966 an der Urologischen Universitätsklinik Zürich operierten Patienten — das sind 60 — psychiatrisch untersucht. Aus organisatorischen Gründen konnten nur 45 dieser 60 Zürcher HPT-Patienten durch uns erfaßt werden, ohne daß diese Auswahl von Bedeutung für das psychiatrische Ergebnis zu sein scheint. Die 3 aus der Praxis Prof. WERNLYs, Bern, stammenden Patienten stellen das gesamte HPT-Krankengut dieser Praxis zwischen 1958 und 1965 dar. Damit sind die von uns untersuchten 48 HPT-Patienten aus Zürich und Bern mit sehr großer Wahrscheinlichkeit auslesefrei. Die 5 in Basel und Marburg untersuchten Patienten sind zufällig aus einem viel größeren HPT-Krankengut ausgewählt worden: Ihre Auswahl war dadurch bedingt, daß der Untersucher nur im 2. Halbjahr 1965 die Zeit für weit entfernte und aufwendige Explorationen zur Verfügung hatte. Auch bei den Marburger und Basler Patienten liegt wahrscheinlich keine Auslese in psychiatrischer Hinsicht vor.

Während wir bei den HPT-Patienten auf ein vom psychiatrischen Aspekt auslesefreies Auswahlverfahren achteten, handelte es sich bei den Hypercalcämien anderer Genese (Nr. 55—60) um Patienten, die gerade wegen ihrer psychischen Auffälligkeit das psychiatrische Interesse weckten und die uns auch meist deshalb zur Untersuchung geschickt wurden. Die 2. Gruppe ist also damit im Gegensatz zur 1. ein *psychiatrisch ausgelesenes Untersuchungsgut*.

Die Krankengeschichten von 19 unserer HPT-Patienten wurde schon früher — teilweise nicht in psychiatrischem Zusammenhang — von anderen Autoren publiziert. 14 dieser 19 Pat. untersuchten wir selbst nochmals psychiatrisch nach, bei den restlichen 5 war dies nicht möglich, da sie entweder gestorben waren oder im fernen Ausland lebten; jedoch sind diese 5 Pat. früher durch einen anderen Untersucher psychiatrisch exploriert worden. Die 19 Pat. wurden früher an folgenden Orten erwähnt: Bei KIND (126) Fall 1–11 (unsere Pat. Nr. 1, 20, 23, 7, 5, 16, 8, 51, 60, 28, 50); bei FEHR und DUBACH (70) Fall 2 und 3 (unsere Pat. Nr. 6 und 29); bei LAEUCHLI (141) Fall 3 (unser Pat. Nr. 54); bei SCHMID (195) Fall IV/5, III/7 und III/8 (unsere Pat. Nr. 47, 46, 23) und bei REUTTER (181) (unser Pat. Nr. 53). Unsere Patientin Nr. 23 wird außerdem bei STOLL (214) im Zusammenhang mit einer Untersuchung über den Morbus Cushing als „Probandin Anna" ausführlich besprochen.

2. Untersuchungsmethode

Die *körperliche Untersuchung* erfolgte innerhalb des üblichen Schemas einer internmedizinischen Untersuchung. Die Diagnose gründete sich auf folgende Laboruntersuchungen [wie MAYOR u. ZINGG (153) das in ihrem Schema beschreiben]: Neben Werten des Calciums, des anorganischen Phosphates und der alkalischen Phosphatase im Serum, der Calciumbestimmung im 24-Std-Urin wurde die Phosphatclearance geprüft, dazu zog man meist noch die Parathyreoideasuppressionsprüfung und den Cortison-Test nach DENT bei. Aus der Medizinischen Universitätsklinik Basel haben wir zudem noch die Werte des Calciumultrafiltrats (UF). Durch die operative Entfernung eines Nebenschilddrüsenadenoms wurde die medizinisch gestellte Diagnose bestätigt. Bei Erhebung der Katamnese (jeweils Monate bis Jahre nach der Operation, s. Tab. 1) bestimmten wir abermals die Serumwerte für Calcium, anorganisches Phosphat und alkalische Phosphatase.

Besonderen Wert legten wir auf die Werte des Calciums, des anorganischen Phosphats und der alkalischen Phosphatase im Serum. Wir haben außerdem versucht, die Werte für das ionisierte Serumcalcium mit Hilfe des McLeanschen Normagramms zu ermitteln. Die *Normwerte* richten sich nach dem hiesigen Zentrallaboratorium; sie lauten für

Serumcalcium	9,5 – 10,5 mg/100 ml
Anorganisches Phosphat	2,5 – 3,5 mg/100 ml
Alkalische Phosphatase	2 – 4 Bodansky-Einheiten (BE)
Ionisiertes Calcium (Ca^{++})	4,2 – 5,2 mg/100 ml (nach McLEAN)

Die *Serumcalciumbestimmung* in der hiesigen Universitätsklinik wurde komplexometrisch vorgenommen. Wir sind uns bewußt, daß wir bei der Ermittlung des Calciumwertes gewisse Ungenauigkeiten in Kauf nehmen müssen. Diese sind bedingt 1. durch die ohnehin größere Fehlerbreite innerhalb gut ausgerüsteter, aber nicht spezialisierter Laboratorien, wie es in Zürich der Fall ist. Hier rechnen wir mit einer Fehlerbreite von höchstens ±0,3 mg/100 ml. Genauere Calciumwerte mit einer Fehlerbreite von 0,1 mg/100 ml können wir deshalb am ehesten aus den Speziallaboratorien in Bad Wildungen (Pat. Nr. 27) und Basel (Pat. Nr. 6, 14, 29, 48, 55, 56) erwarten, 2. durch die Benutzung verschiedener Laboratorien in Zürich, Bern, Basel und Bad Wildungen, die teilweise etwas unterschiedliche Normwerte zugrunde legen. Wir müssen deshalb mit einer Fehlerbreite bis etwa 1,0 mg/100 ml Serumcalcium rechnen.

Bei der *psychiatrischen Untersuchung* legten wir Wert auf einen guten Kontakt mit den Patienten, um so möglichst reichhaltige Angaben zu erhalten. Wir sprachen mehrfach mit den Patienten, in einzelnen Fällen bis siebenmal, und zwar zumindest vor und nach der Operation bzw. während und nach der Hypercalcämiephase, mit Ausnahme einer unten zu besprechenden Gruppe. Die psychiatrische Exploration umfaßte auf diese Art mehrstündige Besprechungen. Neben der gründlichen Erhebung der Lebensgeschichte und Besprechung der gegenwärtigen Lebenslage fragten wir besonders nach dem psychischen Zustand während früherer Krankheiten, speziell endokrinen, nach der früheren Stimmungs- und Antriebslage sowie nach mnestischen Störungen. Die Untersuchung der gegenwärtigen Affektivität wurde in der Regel durch Aufnahme eines Rorschach-Protokolls ergänzt; durch einfache Testtafeln prüften wir die mnestischen Funktionen. Die krankheitsbedingten psychischen Veränderungen mußten wir gezielt explorieren, da die Patienten auf allgemeine Fragen überwiegend körperliche Beschwerden angaben.

Zur Objektivierung unserer Befunde haben wir insgesamt 135 Krankengeschichten anderer Kliniken, davon 9 von psychiatrischen, sowie in einem Fall die Gerichtsakten beigezogen. Regelmäßig verwerteten wir die Auskünfte der behandelnden (chirurgischen und medizinischen) Klinikärzte. Nach Möglichkeit befragten wir die nächsten *Angehörigen*. Häufig besuchten wir die Patienten bei Erhebung der Katamnese in ihrer Wohnung. Leider war die Exploration der Angehörigen nur in 38 von 60 Fällen möglich. Da wir aus früheren Erfahrungen (*169*) wußten, daß man Angaben über affektive Veränderungen oft nur von nächsten Angehörigen erhalten kann, haben wir je eine Gruppe mit (I) und ohne (II) Angehörigenexploration hinsichtlich der psychischen Veränderungen während des HPT miteinander verglichen:

	mit (I)	ohne (II)
	Angehörigenexploration	
psychisch verändert	24 (66%)	12 (66%)
psychisch unverändert	12 34%)	6 (34%)

Wir haben dabei jedoch keine entscheidenden Unterschiede gefunden (keine Signifikanz; *p* liegt weit über 5%). Man kann also annehmen, daß beide Gruppen gleich gut untersucht wurden, soweit es die krankheitsbedingten psychischen Veränderungen betrifft.

Eine Gruppe von 13 HPT-Patienten (Nr. 34–46) konnte aus äußeren Gründen *nur katamnestisch*, d. h. mehrere Monate oder Jahre nach erfolgter Nebenschilddrüsenoperation psychiatrisch untersucht werden. Um zu ermitteln, ob dieser methodische Nachteil auch im Untersuchungsergebnis in Hinsicht auf die psychischen Veränderungen erscheint, haben wir die Gruppe der 13 nur katamnestisch untersuchten mit den 41 vor und nach der Operation explorierten HPT-Patienten (Nr. 1–33, Nr. 47–54) verglichen:

	vor und nach Operation exploriert	nur nach Operation exploriert
psychisch unverändert	14 (34%)	4 (31%)
psychisch verändert	27 (66%)	9 (69%)

Hinsichtlich psychischer Alterationen haben wir dabei keinen wesentlichen Unterschied gefunden (ohne Signifikanz; *p* > 5%) und deshalb behandeln wir die beiden Gruppen bei der weiteren Bearbeitung auch gleichwertig.

Insgesamt erreicht die *Genauigkeit unserer psychiatrischen Untersuchung* etwa die einer poliklinisch-forensischen Begutachtung und dürfte sich methodisch mit anderen endokrinologisch-psychiatrischen Arbeiten unserer Klinik [wie die von BLEULER (26), KIND (124), ANGST (7), FURGER (82) und STOLL (215)] vergleichen lassen.

Den *Grad der psychischen Veränderung* haben wir nach verhältnismäßig groben Abstufungen unterteilt, die aber den Vorteil haben, leichter mit anderen Untersuchungen verglichen werden zu können. Wir gebrauchten das von BLEULER (24) beschriebene Schema, wie es auch STOLL (215) und KIND (124) in ihren endokrinologisch-psychiatrischen Arbeiten benutzten. Die Unterteilung lautet in etwas abgewandelter Form:

„Psychisch unauffällig";

„leichte neurasthenieforme Wesensveränderung" (auffällig innerhalb der Norm) — die Exploranden stechen aus ihrer Umgebung hervor, erfüllen mit ihrer Auffälligkeit aber noch nicht das Maß einer Psychopathie;

„schwere neurasthenieforme Wesensveränderung" — psychopathisch im weitesten Sinne des Wortes und unabhängig von angeborener oder erworbener Schädigung; also eine Persönlichkeitsstörung, unter der entweder der Träger selbst leidet und in seinem Fortkommen behindert wird, oder seiner Umwelt drückend zur Last fällt;

„psychotisch" — schwerste psychische Beeinträchtigung vom Ausmaß einer Psychose.

Für diese Einteilung haben wir an verschiedenen Stellen der Arbeit folgende Zeichen gewählt:

unauffällig: ○,
leichte neurasthenieforme Wesensänderung: ☉,
schwere neurasthenieforme Wesensänderung: ●,
psychotisch: +.

II. Befunde bei Hyperparathyreoidismus

Schematisch und stark abgekürzt sind wesentliche Befunde in einer synoptischen Tabelle (Tab. 1, s. S. 20—27) zusammengestellt. Dort haben wir einige Persönlichkeitsmerkmale vor der Erkrankung verglichen mit der psychischen Veränderung während und nach der Krankheit. Weiterhin sind psychische Veränderungen in Beziehung gesetzt worden zu Krankheitsdauer, Diagnose, somatischen Symptomen, röntgenologischen Befunden und vor allem bestimmten blutchemischen Werten.

1. Allgemeine und körperliche Befunde

Das *Überwiegen der Frauen* über die Männer (Tab. 2) dürfte den meisten Untersuchungen (228) entsprechen.

Tabelle 2. *Geschlechtsverteilung bei 54 HPT-Patienten*

Frauen	34 Pat.	(63%)
Männer	20 Pat.	(37%)

Bei der Festlegung des *Erkrankungsalters* (Tab. 3) und der *Krankheitsdauer* (Tab. 4) wählten wir den Zeitpunkt, an dem zum erstenmal die später immer wiederkehrenden und erst durch die Operation behobenen Beschwerden aufgetreten sind. Es handelt sich in den meisten Fällen um rezidivierende Nierenkoliken. Natürlich war zur Zeit der ersten Symptome das Serumcalcium noch nicht bestimmt worden, so daß man zwar rückblickend nicht mit absoluter Sicherheit, aber mit großer Wahrscheinlichkeit zu jener Zeit das Vorliegen eines HPT annehmen kann. Am raschesten wurde die Diagnose innerhalb von 3 Monaten bei einer 54jähr. Frau (Nr. 50) mit akutem HPT gestellt, die wegen extremer Schwäche zunächst der neurologischen Klinik zugeführt wurde.

Tabelle 3

Erkrankungsalter	Patienten Anzahl
Unter 10 Jahren	1
10—19 Jahre	7
20—29 Jahre	13
30—39 Jahre	7
40—49 Jahre	12
50—60 Jahre	10
älter als 60 Jahre	4

Tabelle 4

Krankheitsdauer bis zur Diagnosestellung	Patienten Anzahl
weniger als 1 Jahr	4 (minimal 3 Monate)
1— 2 Jahre	14
2— 4 Jahre	10
5—10 Jahre	15
mehr als 10 Jahre	11 (maximal 22 Jahre)

Bei der Verteilung der *Kardinalsymptome* (Tab. 5) steht die renale Form mit ²/₃ aller Patienten an erster Stelle; das entspricht den heute üblicherweise zu erwartenden Ergebnissen (228), unter denen die ossäre Form (also der eigentliche „Morbus Recklinghausen") regelmäßig an 2. und 3. Stelle zu finden ist.

Unter den in der Tab. 5 im einzelnen nicht aufgeführten *körperlichen Beschwerden* finden sich beim ossären HPT bei einer 63jähr. Frau (Nr. 34) so schwere Rücken- und Gelenkschmerzen, daß sie längere Zeit wegen „Gelenkrheuma" bettlägrig war und schließlich über die Rheumaklinik der kausalen Therapie zugeführt wurde. Andere Knochenbeschwerden äußern sich als Tibia-Schmerz, als „ziehender Rheumaschmerz" an verschiedenen Skeletstellen, als Fuß-Schmerz beim Stehen. Ein 12jähr. Knabe (Nr. 13) fiel wegen eines zunehmenden Watschelganges und zunehmender Muskelschwäche auf, wurde längere Zeit vom Orthopäden erfolglos behandelt und spürte schon eine Woche nach der Epithelkörperchen-Adenomentfernung eine auch objektivierbare Kräftigung seiner Muskulatur. Unter den gastrointestinalen Beschwerden mehren sich „Bauchkrämpfe", Magendruck, Meteorismus, so daß man einmal eine Cholecystektomie und Appendektomie vornahm. Bei verschiedenen Patienten mit renalem HPT waren zuvor Nierensteine entfernt worden, in einem Fall wurde eine Niere exstirpiert. Bei den Patienten mit dem Hypercalcämiesyndrom findet man

Tabelle 1. *Vergleich körperlicher und psychischer*

Allgemeine Daten				Befunde während HPT oder anderen						
				Somatische Befunde				Serumwerte		
								Ca	P	a Ph
Nr.	Prämorbide Persönlichkeit	Dia-gnose	Erkrankungsalter Krankheitsdauer (in Jahren)	Allgemeinzustand	Beschwerden	vegetative Symptome	Röntgenbefund	Ca++		
1 ♀ ○	weich, synthym	HPT renal	22 13	gut	Nierenkolik Rückenschm.	—	Nierenstein	13,0 6,2	2,0	3,0
2 ♀	Eifersucht, gehemmt Neurose ●	HPT renal	25 3	gut	Nierenkolik	—	—	13,5 6,0	2,2	4,0
3 ♂	Homosex., infantil schizothym ●	HPT renal	19 1	gut	Nierenkolik	Obstipation Herzsensat.	Nierenstein	11,2 5,0	3	4,0
4 ♂	ausgeglichen ○	HPT renal	40 3	gut	Nierenkolik	Anorexie	Nierenstein	11,5 5,0	1,5	2
5 ♀	unausgeglichen psychosomat. ⊙	HPT renal	17 1	gut	Nierenkolik	Kopfweh	Nierenstein	12,0	3,0	2,8
6 ♂	hypochondrisch Renteneurose ●	HPT renal	51 4	gut	Nierenkolik	—	Nierenstein	16,0 7,4	1,6	2,4
7 ♀	ausgeglichen ○	HPT renal	53 7	reduz.	Nierenkolik	Schwindel Erbrechen	Nephro-calcinose	15,5 7,5	2,1	2,5
8 ♀	initiativ ○	HPT renal	44 8	leicht reduz.	Nierenkolik	—	—	15,0		
9 ♂	schizothym ausgeglichen ○	HPT renal	56 ½	gut	Nierenkolik	—	Nierenstein	12,0 4,7	2,0	3,5
10 ♀	weich, sensibel ○	HPT ossär	60 1	reduz.	Fußschmerz	Nausea, Parästhesien	general. Osteoporose	12,0 5,2	1,4	7,6
11 ♂	ausgeglichen ○	HPT renal	47 1	gut	Nierenkolik	—	Hydro-nephrose	13,2 5,9	2,0	6,8
12 ♂	verstimmbar psychopath.-neurotisch ●	HPT ossär	48 2	gut	Gelenk-beschwerden	—	—	11,5 5,5	2,0	4,5
13 ♂	○	HPT ossär	12 2	gut	Muskelschw.	—	general. Osteoporose	13,3 5,5	1,9	10,4
14 ♂	weich ○	HPT renal	44 3	gut	Nierenkolik	Nausea Obstipation	Osteoporose	16,0 7,5 9,7 UF	1,9	6,2
15 ♀	unruhig ○	HPT renal	23 12	gut	Nierenkolik	—	Nierenstein	12,5 5,2	2,2	3,6
16 ♀	temperament-voll ○	HPT ossär	36 13	gut	Knochen-schmerz „Polyarth."	Hyper-menorrh. Herzsensat. Anorexie	general. Osteoporose	13,4 6,5	3,5	31,3
17 ♀	schizothym gehemmt ⊙	HPT renal	40 1	gut	Nierenkolik	—	—	12,5 5,5	1,0	4,7
18 ♀	retardiert gutmütig ⊙	HPT renal	45 10	gut	Nierenkolik Knochen-schmerz	Obstipation, Kopf-schmerz	geringe Osteoporose	12,1 5,1	2,2	2,7

Befunde während und nach der Erkrankung

Hypercalcämieformen							Zustand nach (operativer) Heilung						
	Psychischer Zustand									Serumwerte			
	endokrines Psychosyndrom												
Grad der Auffälligkeit	Antrieb	Stimmung	Einzeltriebe	Amnest. Psychosyndr.	akute exog. Psychose	Katamnesenzeit	postmorbide Persönlichkeit	Rückbildungsdauer d. Psych. Veränderung.		Ca	P	aPh	Grad der HPT-bedingten psychischen Veränderung
⊙	—	labil depressiv	—	—	—	8 J.	○	1 J.		9,2	3,1	2,2	⊙
●	müde	depressiv explosibel	Hunger nach Käse	—	—	6 J.	●	6 Mo.		10,7	3,7	1,3	⊙
●	—	labil	durstig schlaflos	—	—	OP erfolglos 2 J.	●	Mo.		10,6	2,8	15,0	⊙
⊙	müde	gespannt reizbar	durstig appetitlos schlaflos	—	—	6 Mo.	○	6 Wo.		9,5	3,5	2,5	⊙
●	müde	labil reizbar	—	—	—	8 J.	⊙	4 Wo.		9,5	2,8	1,9	⊙
●	arbeitsunfähig müde	—	durstig	—	—	3 J.	●	4 Wo.		10,2	2,4	1,0	⊙
●	arbeitsunfähig antriebslos	depressiv	durstig appetitlos Ekel v. Süßem	—	—	7 J.	○	3 Mo.		8,9	1,9	2,5	●
●	sehr müde apathisch	gespannt	durstig appetitlos	+	—	3 Mo.	○	1 Mo.		10,3			●
○	leicht müde	leicht gereizt	—	—	—	1 J.	○			10,0	3,3	3,6	○
⊙	müde	depressiv	durstig appetitlos	+	—	7 Mo.	○	2 Mo.		9,5	3,5	3,6	⊙
●	müde apathisch gesteigert	unzufrieden explosibel schwerste Affektausbrüche	durstig	—	—	7 Mo. 3 J.	○ ⊙	1 Mo. 1 Mo. Gicht besteht weiter Wo.		9,2 9,7	4,2	2,4	● ⊙
○	—	—	—	—	—	1 Mo.	○			9,4	4,0	8,5	
●	—	depressiv explosibel hypochondr.	durstig appetitlos	—	—	2 Mo.	○	1 Wo.		9,8 7,8 UF	5,7	5,2	●
○	—	—	—	—	—	2 Mo.	○			10,0	2,5	3,4	
●	müde, fast arbeitsunfähig	depressiv suicidal gereizt	durstig appetitlos Schlafstörungen	—	—	10 J.	○	1 J.		9,4	3,4	3,6	●
⊙	—	—	—	—	—	3 Mo.	⊙	—		9,4	3,4	3,9	○
⊙	müde knapp arbeitsfähig	lustlos labil depressiv	durstig	—	—	½ J.	⊙	2 Mo.		9,3	2,2	3,8	⊙

Tabelle 1.

	Allgemeine Daten				Befunde während HPT oder anderen					
					Somatische Befunde					
									Serumwerte	
									Ca	P	a Ph
Nr.	Prämorbide Persönlichkeit	Diagnose	Erkrankungsalter Krankheitsdauer (in Jahren)	Allgemeinzustand	Beschwerden	vegetative Symptome	Röntgenbefund	Ca^{++}		
19 ♀	ausgeglichen ○	HPT gastrointest.	23 3 Wo.	reduz.	Bauchschmerz	Erbrechen	–	14,6 6,9	1,6	6,0
20 ♂	schwere Neurose	HPT renal	24 7	gut	Nierenkolik Magenkrämpfe	Obstipation	Nierenstein	13,8 7,0	2,1	3,0
21 ♀	schizothym ○	HPT renal	16 2	gut	Nierenkolik	Regelstörung	Nierenstein	13,4 6,5	1,9	2,4
22 ♀	synthym ○	HPT renal	20 6	gut	Nierenkolik	Nausea	Nierenstein	13,1 6,1	1,8	3,0
23 ♀	unausgeglichen ☉	HPT renal	25 20	gut	Nierenkolik	Schwindel Schwitzen Polyurie	Nierenstein	11,2 5,2	1,8	4,0
24 ♂	ausgeglichen ○	HPT renal	21 22	gut	Nierenkolik	–	Nierenstein	12,0 5,0	2,0	6,2
25 ♀	weich, verstimmbar ☉	HPT ossär	62 5	gut	„Rheuma" Tibiaschm.	–	general. Osteoporose	14,0 6,6	2,2	6,0
26 ♂	ausgeglichen ○	HPT renal	19 4	gut	Nierenkolik	–	Nierenstein	11,7 4,9	2,8	3,6
27 ♀	ausgeglichen ○	HPT renal	50 2	gut	Nierenkolik	Obstipation Herzsensat. Schwitzen	Nierenstein	12,3 5,5	2,7	2,0
28 ♂	verstimmbar ☉	HPT renal	33 5	leicht reduz.	Nierenkolik	Nausea	Nierenstein	12,2 5,6	2,0	3,0
29 ♀	gehemmt Neurose ●	HPT gastrointest.	23 6	reduz.	Bauchkrampf	Nausea Schwindel Anorexie	–	15,6 7,2	0,6	1,5
30 ♀	synthym ○	HPT renal	29 8	gut	Nierenkolik	–	Nierenstein	12,2 5,6	2,0	4,2
31 ♀	initiativ ○	HPT renal	20 21	gut	Nierenkolik	–	Nierenstein	14,0	2,2	4,2
32 ♂	schizophrener Residualzustand ●	HPT ossärrenal	46 1	gut	Nierenkolik	Obstipation	Osteoporose Nierenstein	11,3 4,9	2,4	5,5
33 ♀	epileptische Wesensänderung ●	HPT renal	61 6	gut	Nierenkolik	Kopfschmerz	Nierenstein	12,3 5,2	2,0	5,8
34 ♀	ausgeglichen verschlossen ○	HPT ossär	57 6	reduz.	„Rheuma" bewegungsunfähig	Obstipation Nausea Kopfschmerz	general. Osteoporose	11,7 6,0	1,6	63,2
35 ♀	ängstlich ○	HPT ossärgastrointest.	33 3	reduz.	Knochen- und Bauchschmerz	Obstipation Nausea Erbrechen	lokalisierte Osteoporose	13,0 6,0	0,9	13,5
36 ♀	depressiv ☉	HPT renal	43 11	gut	Nierenkolik	–	Nierenstein	12,1 5,7	2,1	6,1

(Fortsetzung)

Hypercalcämieformen							Zustand nach (operativer) Heilung						
	Psychischer Zustand									Serumwerte			
	endokrines Psychosyndrom												
Grad der Auffälligkeit	Antrieb	Stimmung	Einzeltriebe	Amnest. Psychosyndr.	akute exog. Psychose	Katamnesenzeit	postmorbide Persönlichkeit	Rückbildungsdauer d. Psych. Veränderung.	Ca	P	aPh	Grad der HPT-bedingten psychischen Veränderung
+	schlapp müde	–	durstig Bewegungsdrang	–	+	½ J.	○	–	9,4	2,1	3,1	+
●	((leicht erschöpfbar))	(Unlust)	durstig Hunger nach Schokolade	–	–	3 J.	●	2 Mo.	10,0	3,1	4,0	○
●	müde arbeitsunfähig	gedrückt labil	durstig Ekel vor Schokolade	–	–	2 J.	○	½ J.	10,0	3,7	3,7	●
⊙	sehr müde	gespannt, unruhig, gereizt lustlos	durstig Hunger nach Käse	+	–	3 J.	○	2 Mo.	9,7	2,7	1,9	⊙
⊙	müde	depressiv labil	durstig	–	–	3 J.	wegen Apoplexie nicht zu beurteilen					
○	–	–	–	–	–	4. J	○	–	10,3	2,6	2,0	○
●	apathisch	sehr depressiv	durstig	+	–	4 J.	⊙	6 Mo.	9,6	3,4	4,0	⊙
○	–	–	–	–	–	1 Mo.	○		10,0	2,8	3,8	○
⊙	knapp arbeitsfähig	dysphorisch depressiv explosibel	durstig	–	–	6 Mo.	○	2 Mo.	8,6			⊙
⊙	matt	–	durstig	–	–	6 J.	⊙	2 Mo.	9,2	2,9	1,5	⊙
●	arbeitsunfähig antriebslos	depressiv explosibel	durstig appetitlos kälteempfind.	–	–	3 J.	●	2 Mo.	10,4	2,9	1,9	⊙
○	–	–	–	–	–	1 Mo.	○	–	10,6	2,7	2,6	○
○	–	–	–	–	–	1 Mo.	○	–	10,6	2,7	2,6	○
●	etwas müde	–	appetitlos	–	–	5 J.	●	–	10,3	2,9	1,7	
●	apathisch	depressiv suicidal aggressiv	durstig appetitlos Hunger nach Milch	+	–	1 J.	○	2 Mo.	10,1	3,2	4,9	●
●	apathisch	depressiv suicidal dysphorisch	appetitlos Schlafstörg.	–	–	1 J.	○	4 Mo.	8,6	3,0	5,5	●
●	knapp arbeitsfähig apathisch	depressiv gespannt	durstig appetitlos	–	–	4 J.	○	2 Wo.	9,5	2,7	3,1	●
⊙		geringe Nervosität	durstig Schlafstörg.	–	–	5 J.	⊙	1 Mo.	9,9	3,3	1,6	○

Tabelle 1.

	Allgemeine Daten				Befunde während HPT oder anderen						
					Somatische Befunde				Serumwerte		
									Ca	P	a Ph
Nr.	Prämorbide Persönlichkeit	Dia- gnose	Erkrankungsalter Krankheitsdauer (in Jahren)	Allgemeinzustand	Beschwerden	vegetative Symptome	Röntgenbefund		Ca^{++}		
37 ♂	ausgeglichen ○	HPT renal	19 4	gut	Nierenkolik	Kopf- schmerz	Nierenstein		14,0 6,7	1,7	5,5
38 ♀	optimistisch ○	HPT renal	34 12	gut	Nieren- kolik	Obstipation Schwindel Nausea Erbrechen Nykturie Anorexia	Nieren- stein		11,9 5,3	1,6	3,9
39 ♀	aktiv ○	HPT renal	45 3	gut	Nieren- kolik	Regelstörg. Kopfschmerz Obstipation Erbrechen	Nieren- stein		11,4 5,1	1,6	4,5
40 ♀	stetig, ruhig ○	HPT renal	11 10	gut	Nieren- kolik	Kopfschmerz	Nieren- stein		12,8 5,6	3,0	2,9
41 ♀	aktiv, synthym ○	HPT gastro- intest.	67 3	ordent- lich	„Rheuma"	Anorexie Erbrechen Polyurie	diff. Osteopor.		13,8 6,8	1,6	7,0
42 ♂	weich ○	HPT renal	41 2	gut	Nieren- kolik	Obstipation	Nieren- stein		15,4 7,2	1,0	6,6
43 ♀	lebhaft ○	HPT renal	57 2	ordent- lich	Nieren- kolik	—	diff. Osteopor.		14 6,8	2,8	14,4
44 ♀	aktiv ○	HPT renal	63 1	gut	Bauch- schmerz	Obstipation Anorexie	Nieren- stein		11,8 5,8	1,6	13,6
45 ♀	aktiv ○	HPT renal	31 4	ordent- lich	Nieren- kolik	—	Nieren- stein		11,1 5,2	1,9	4,8
46 ♂	ausgeglichen ○	HPT renal	39 7	gut	Nieren- kolik	—	Nieren- stein		12,5 6,0	1,9	4,1
47 ♂	debil verstimmbar ●	HPT	8 6	gut	—	—	—		10,5	1,5	12,5
48 ♂	Einzelgänger ◉	HPT neurol.	45 14	gut	Muskel- schwäche	—	—		11,8 6,6 5,7 UF	2,3	4,2
49 ♀	Neurose ●	HPT renal	27 20	gut	Nieren- kolik	Schwindel Nausea Herzsensat. Anorexie	Nieren- stein		11,8 5,3		
50 ♀	ausgeglichen ○	HPT neurol.	58 ¼	stark reduz.	schwere Schwäche	Kopfschmerz Anorexie	—		17,7 8,0	1,2	4,8
51 ♀	weich, labil ◉	HPT renal gastro- intest.	58 ½	stark reduz.	Bauch- schmerz	schwere Anorexie	Nieren- stein		16 8,1	2,0	3,0
52 ♂	unzufrieden ◉	HPT gastro- intest.	20 19	gut	Bauch- schmerz	Kopfschm. Obstipation Nausea Erbrechen	—		16,5 7,2	1,8	2,8

(Fortsetzung)

Hypercalcämieformen						Zustand nach (operativer) Heilung						
	Psychischer Zustand								Serumwerte			
		endokrines Psychosyndrom										
Grad der Auffälligkeit	Antrieb	Stimmung	Einzeltriebe	Amnest. Psychosyndr.	akute exog. Psychose	Katemnesenzeit	postmorbide Persönlichkeit	Rückbildungsdauer d. Psych. Veränderung	Ca	P	aPh	Grad der HPT-bedingten psychischen Veränderung
⊙	müde	–	durstig appetitlos	–	–	3 J.	○	1 Mo.	10,0	2,2	3,9	⊙
●	schwer apathisch	depressiv explosibel	durstig appetitlos	+	–	3 J.	○	2 Mo.	10,6	3,8	3,0	●
⊙	sehr müde	lustlos nervös dysphorisch	–	+	–	4 J.	○	3 Wo.	9,2	3,0	3,3	⊙
○	–	–	–	–	–	4 J.	○	–	9,1	3,3	2,7	○
⊙	antriebslos	–	durstig appetitlos Schlafstörg.	–	–	1 J.	○	1 Wo.	10,0	2,3	11,0	⊙
○	etwas müde	(labil depressiv)	–	–	–	4 J.	○	1 Mo.	9,5	2,9	3,8	○
●	sehr schlapp arbeitsunfähig	–	–	–	–	4 J.	○	1 Wo.	10,9	8,4	2,6	●
⊙	müde	depressiv dysphorisch	appetitlos durstig Schlafstörg.	–	–	1 J.	○	4 Wo.	9,2	3,2	9,8	⊙
⊙	apathisch	depressiv dysphorisch explosibel	Schlafstörg. Bewegungsdrang, durstig	+	–	1 J.	○	3 Wo.	10,0	2,0	2,7	⊙
○	–	–	–	–	–	6 J.	○	–	12,3	2,4	7,6	○
●	–	–	–	–	–							○
⊙	–	–	–	–	–							○
●	erschöpfbar	depressiv lustlos	appetitlos Schlafstörg.	–	–							⊙
+	schwer apathisch	depressiv	durstig appetitlos kälteempfind.	+	+	6 J.	○	3 Mo.	9,5	2,8	3,0	+
+	schwer apathisch	depressiv erregt	appetitlos	+	+	3 Mo.	●	2 Mo.	9,9	2,6	2,8	+
⊢	schwer apathisch	depressiv mißmutig ängstlich	durstig appetitlos		+			gestorben				+

Tabelle 1.

Allgemeine Daten				Befunde während HPT oder anderen						
				Somatische Befunde						
								Serumwerte		
								Ca	P	a Ph
Nr.	Prämorbide Persönlichkeit	Diagnose	Erkrankungsalter Krankheitsdauer (in Jahren)	Allgemeinzustand	Beschwerden	vegetative Symptome	Röntgenbefund	Ca^{++}		
53 ♀	mütterlich ausgeglichen ○	HPT neurol.	39 2	stark reduz.	akutes Abdomen	Obstipation Schwindel Nausea Erbrechen Amenorrhoe	–	17,0 19,0	5,8	4,8
54 ♂	Senilität ●	HPT psych.	60 5	stark reduz.	Magenschmerz	Anorexie	–	–	–	–
55 ♀	aktiv ○	Vit.-D Intoxi. Tetanie	59 3 Wo.	reduz.	Schwäche	Schwindel Obstipation	–	17,1 9,1 UF	2,3	3,4
56 ♂	ausgeglichen ○	Morb. Boeck	31 4 Wo.	reduz.	Magenkrämpfe	Schwindel Obstipation Nausea Erbrechen Anorexie Schwitzen	–	17,5 9,4 UF	2,2	2,1
57 ♀	Kümmerentwicklung debil ●	Vit.-D resist. Rachit.	38 10	reduz.	„Rheuma" Schwäche WS-Deform.	Regelanomalie Schwitzen	general. Osteopor.	11,0 5,0		8,0
58 ♀	ausgeglichen ○	Vit.-D Überdos. (Hyperthyr]?)	78 ¼	gut	–	Kopfschmerz Schwindel Nausea	–	14,9 7,0		2,9
59 ♀	ausgeglichen ○	unklar	32 ½	reduz.	Bauchschmerz	Nausea Amenorrhoe Erbrechen Schwindel Polyurie	Nephrocalcinose	16 7,5	3,3	3,2
60 ♀	etwas verstimmbar ○	Calcium Überdos. b. Tetanie	59 ¼	gut	Schwäche	Erbrechen	–	13,4 6,2	2,6	

Erklärung der Zeichen und Abkürzungen:
Kolonne „Prämorbide Persönlichkeit" (○ unauffällig; ⊙ leichte neurasthenieforme Wesensveränderung; ● schwere neurasthenieforme Wesensveränderung; + psychotisch).
Kolonne „Diagnose" (renal, ossäre usw. gibt die HPT-Form bzw. das Kardinalsymptom an).
Kolonne „Serumwerte" (Ca = Serumcalcium in mg/100 ml; Ca^{++} = ionisiertes Serumcalcium in mg/100 ml berechnet nach McLean; P = anorganisches Serumphosphat in mg/100 ml;

(Fortsetzung)

Hypercalcämieformen							Zustand nach (operativer) Heilung						
	Psychischer Zustand									Serumwerte			
	endokrines Psychosyndrom												
Grad der Auffälligkeit	Antrieb	Stimmung	Einzeltriebe	Amnest. Psychosyndr.	akute exog. Psychose	Katamnesezeit	postmorbide Persönlichkeit	Rückbildungsdauer d. Psych. Veränderung.	Ca	P	aPh	Grad der HPT-bedingten psychischen Veränderung
+	schwer apathisch	schwer depressiv ängstlich	durstig appetitlos kälteempfind.	+	+	2 J.	o	1½ J.	9,8	3,4	2,6	+
+	apathisch bettlägerig	gereizt depressiv suicidal	durstig	+	+			ge-storben				⊙
+	müde arbeits-unfähig	dysphorisch explosibel	schlaflos	+	(+)	½ J.	o	1 Wo.	9,4	4,8	5,8	+
●	müde bettlägerig	depressiv ängstlich	durstig appetitlos impotent	+	(+)	1 J.	o	3 Wo.	9,5	3,0	2,1	●
●	müde arbeits-unfähig	gereizt	appetitlos	–	–							o
+	bettlägerig unruhig	depressiv labil	durstig	+	+	2 J.	o	2 Mo.	10,0			+
●	bettlägerig schlapp	depressiv gespannt explosibel	durstig appetitlos	–	–	2 Mo.	o	1 Wo.	10,4	2,8	4,0	●
+	schwer müde apathisch	–	durstig	–	+	1 Mo.	o		10,0			+

a Ph = alkalische Serumphosphatase in Bodansky-Einheiten; bei Kolonne „Ca": „UF" = Ultrafiltrat).
Kolonne „Grad der HPT-bedingten psychischen Veränderung" kennzeichnet den Grad der Auffälligkeit, der durch HPT oder Hypercalcämie hervorgerufen wurde, und entspricht somit der Differenz an Auffälligkeit, durch die sich die prämorbide bzw. postmorbide Persönlichkeit von der erkrankten Persönlichkeit unterscheidet.
Reihenfolge der Fälle: Nr. 1—54 = HPT-Pat.; Nr. 1—46 = operierte Pat.; Nr. 47—49 = noch nicht operierte Pat.; Nr. 50—54 = Pat. mit akuter exogener Psychose; Nr. 55—60 = Pat. mit anderen Hypercalcämieformen.

Kranke mit neurologischen Erscheinungen, etwa mit diskreter Muskelschwäche des Armes beim Autofahren (Nr. 48).

Tabelle 5. *Verteilung der Formen bzw. Kardinalsymptome bei 54 HPT-Patienten*

renal	36	(66,5%)
ossäre	5	(9,3%)
gastrointestinal	5	(9,3%)
Hypercalcämiesyndrom	4	(7,5%)
Mischform (renal—ossär)	2	(3,7%)
Gelenkbeschwerden	1	(1,8%)
symptomlos	1	(1,8%)

davon akut 5 (9%)

Vegetative Symptome fanden wir insgesamt bei 33 Pat. (das sind 61% aller HPT-Kranken). Die Symptomhäufigkeit verteilt sich folgendermaßen:

Tabelle 6

	Anzahl Patienten
Obstipation	14
Anorexie	10
Nausea	10
Kopfschmerz	9
Schwindelgefühl	6
Erbrechen	7
Herzsensationen	4
Menstruationsstörungen	4
Polyurie	3
Schwitzen	2
Paraesthesien	1

Besonders eindrücklich unter diesen unspezifischen Beschwerden erschienen ein anfallsartiges, unstillbares Erbrechen, Anorexie und Gewichtsabnahme von 20 kg innerhalb weniger Wochen und Exsikkose, die sich in trockenen Nasenschleimhäuten und trockenem Mund („die Zunge klebt am Gaumen") äußerten. Die Menstruationsstörungen äußerten sich sehr verschieden und erschienen als 2 Jahre dauernde Amenorrhoe, Hypermenorrhoe oder ganz unregelmäßige Menses. Eine Rarität stellt der Nebenbefund bei einer 26jähr. Patientin (Nr. 22) dar: Seit 21 Jahren litt sie unter häufig rezidivierender schmerzhafter Schwellung und Rötung in der Parotisgegend, die jeweils als „Mumps" diagnostiziert wurde, und seit 10 Jahren unter „stinkendem Ohrfluß", wobei man otologisch auf eine Verknöcherung des äußeren Gehörgangs erkannte. Beide Beschwerden hörten nach Heilung des HPT auf.

Psychiatrische Ergebnisse

2. Psychopathologischer Befund als unmittelbare Stoffwechselwirkung

Als psychische Begleiterscheinungen des HPT sind eine Reihe verschiedener psychopathologischer Bilder aufgetreten, die sich dem Grade und der Art ihrer Ausprägung nach erheblich voneinander unterscheiden; oft wurden verschiedene Syndrome nebeneinander oder nacheinander beim gleichen Patienten gefunden.

a) *Den Grad der durch den HPT bedingten psychischen Veränderung* haben wir nach den vorhergenannten Kriterien (s. S. 18) ermittelt. Bei 67% der Kranken fanden wir eine deutliche psychische Veränderung, die durch die Krankheit bedingt war. Die Aufgliederung dieser Veränderung hinsichtlich ihrer Schwere zeigt Abb. 1. Es wurde jeweils der stärkste Grad der psychischen Veränderung in den Tabellen berücksichtigt.

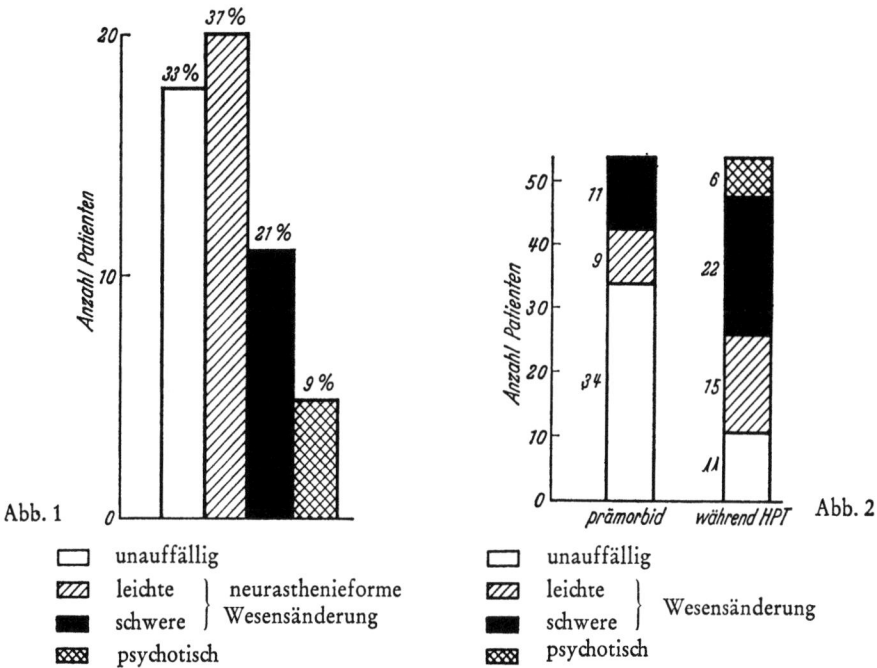

Abb. 1. Verteilung der HPT-bedingten psychischen Veränderungen bei 54 Pat.
Abb. 2. Psychischer Zustand vor und während HPT bei 54 Pat.

Wie sehr sich die Persönlichkeit vor und während des HPT unterscheidet, wird durch Abb. 2 deutlich gemacht.

Vergleicht man die psychische Auffälligkeit der prämorbiden mit der erkrankten Persönlichkeit, so ergibt sich ein signifikanter Unterschied zwischen beiden Gruppen (Tab. 7).

Tabelle 7. *Vergleich des psychischen Zustandes vor und während HPT bei 54 Pat. P < 0,0005*

	prämorbid	während HPT
psychisch auffällig	20	43
psychisch unauffällig	34	11

Eine durch die Körperkrankheit bedingte psychische Veränderung wurde nur dann angenommen, wenn die Veränderung deutlich ausgeprägt war. So etwa haben wir angedeutete Persönlichkeitsänderungen, wie im Fall von Pat. Nr. 20 oder 42 (s. Tab. 1) zu den nicht Veränderten gerechnet. Zur Methode ist hervorzuheben, daß wir die leichteren Veränderungen, als „auffällig im Normbereich" gekennzeichnet, oft nur auf Grund einer sehr genauen Befragung feststellen konnten.

b) Der Beginn der psychischen Veränderung ist deshalb nicht genau festzulegen, weil sie sich im Vergleich zu einer eindeutig zu bestimmenden Nierenkolik meist schleichend entwickelt. Im allgemeinen dürften die psychischen Veränderungen 1—4 Jahre nach den körperlichen Symptomen (s. Tab. 4) aufgetreten sein; in einzelnen Fällen aber war das psychische Symptom zuerst da, wie im Fall einer Hausfrau (Pat. Nr. 10), bei der sich erst einige Monate nach Ausbildung der Depression eine Muskelschwäche und Knochenbeschwerden bemerkbar machten.

c) Psychiatrischer Gesamteindruck. Trotz der Verschiedenartigkeit der psychischen Erscheinungen hinterlassen die Patienten doch einen Gesamteindruck, der durch immer wieder in gleicher Weise zu beobachtende Merkmale gekennzeichnet ist. Es sind durchwegs gedrückte, zuweilen mürrische, affektiv flache oder affektlabile Menschen, die man auf den ersten Blick für psychoorganisch Geschädigte halten würde. Sie bewegen sich müde und schlapp, ihr Dasein scheint freudlos zu sein, spontan erzählen sie wenig, und der Bericht ihrer Lebens- und Leidensgeschichte ist mühsam. Ein Ton von Bitterkeit schwingt oft mit, weil ihre Krankheit über lange Jahre verkannt wurde und sie einem unverständlichen Leiden ausgesetzt waren.

Zitieren wir zur Illustration eine Krankengeschichte, die deshalb als Muster dienen kann, weil affektive und mnestische Störungen gleichermaßen erscheinen, weil die prämorbide Persönlichkeit in der Krankheit deutlich durchschimmert, weil psychoreaktive Züge (Verzweiflung über den unheimlichen Verfall der eigenen Gesundheit) hinzukommen und weil die Körperbeschwerden (Nierenkolik) nach der operativen Heilung länger anhielten als die Wesensveränderung.

Die als Einzelkind in gut situierten Verhältnissen aufgewachsene Bankiersgattin (Nr. 45) entwickelt sich zeit ihres Lebens gesund. Sie bildet sich nach der Maturität als Pianistin aus, heiratet später glücklich und hat 2 Kinder. Initiativfreudig, zupackend, lebhaft und temperamentvoll hat sie Freude an einem regen gesellschaftlichen Verkehr; sie organisiert gern, wird aber unwirsch, wenn nicht alles wie am Schnürchen läuft. Sie übt eine strenge Selbstkontrolle nach dem Motto: „Zuerst reagiere ich mit dem Kopf, dann kommt das Herz."

Trotz allmonatlicher Nierenkoliken seit dem 31. Lebensjahr empfindet sie keine Beeinträchtigung. Vom 33. Lebensjahr ab aber fühlt sie sich „moralisch nicht mehr in Ordnung". Sie bemerkt eine Reihe eigenartiger Symptome, konsultiert erfolglos mehrere angesehene Ärzte; eine andere Diagnose als Nephrolithiasis kann man nicht stellen. Deshalb glaubt ihr niemand ihre Beschwerden, man betrachtet sie als Simulantin. So wird sie selbst unsicher und zweifelt an ihrer eigenen Zuverlässigkeit in moralischer Hinsicht. Folgende Beschwerden verstärken sich ständig: Müdigkeit und Schlappheit machen ihr das Leben zur Qual; sie ist schon am Morgen genauso müde wie am Abend und würde am liebsten den ganzen Tag im Bett liegen — ihr eiserner Wille hindert sie daran. Die so beherrschende depressive Stimmung unterdrückt sie so gut als möglich; verzweifelt könnte sie manchmal — ohne nach links oder rechts zu schauen — auf die verkehrsreiche Straße laufen, um dem allem ein Ende zu bereiten. Ständig fühlt sie sich gefangen von einer lustlosen, übellaunigen Gereiztheit, aus der heraus sie mit ihren Kindern leicht ungeduldig wird. Völlige Wurstigkeit wechselt mit explosibler Getriebenheit, in der sie am liebsten ziellos in die Gegend hinauslaufen würde, sich aber auf Grund ihrer guten Erziehung das nicht gestattet. Sie, die früher Konzerte und Theater frequentierte und anspruchsvolle Lektüre bevorzugte, bemerkt primitive Interessen: Sie kann sich nur noch zu leichten Romanen aufraffen. Unangepaßte Gefühlsreaktionen überraschen sie: Am Grabe ihres geliebten Vaters bleiben ihr buchstäblich die Tränen gesperrt (nach Heilung des HPT kann sie wieder warme Tränen über seinen Tod vergießen), dagegen stürzen ihr beim Anblick eines Brautpaares die Tränen wider Willen. Zu alledem wird sie durch erhebliche Gedächtnisschwäche beeinträchtigt; Namen, Daten und Aufträge muß sie sich aufschreiben; jüngste Ereignisse sind ihr nicht mehr erinnerbar. Unruhiger Schlaf und starker Durst quälen die Frau.

Im 35. Lebensjahr stellt man die Diagnose HPT. Bei der Klinikaufnahme folgender Befund: Müde, gespannt, depressiv; Konzentrationsstörungen. Serumwerte: Calcium 11,1, anorganisches Phosphat 1,7 mg/100 ml. Nach der operativen Entfernung eines Epithelkörperchenadenoms normalisieren sich Calcium und Phosphorwerte. Trotz zunächst noch weiterbestehender Nierenkolik verschwinden sämtliche geschilderten psychischen Veränderungen innerhalb von etwa 3 Wochen nach der Operation. Sie fühlt sich wieder als ein normaler Mensch. Bei der psychiatrisch-katamnestischen Untersuchung ein Jahr später erscheint eine lebhafte Frau, die strahlend über ihr Wohlergehen erzählt; die Serumwerte sind normal geblieben.

Hier wird unter dem HPT eine blühende Frau zum innerlich verödenden Wrack. Die depressiv-dysphorische Grundstimmung und die Antriebslosigkeit, die gelegentlich einschießenden Verstimmungen, die Veränderung der Einzeltriebe und die mnestischen Störungen sind sicherlich durch den HPT bedingt, da die nach der Operation zunächst noch andauernden Nierenkoliken die rasche psychische Gesundung nicht aufhalten konnten. Die neurasthenieforme Wesensänderung betrachten wir als leichte.

Demgegenüber zeigt eine etwa gleichaltrige, ebenfalls prämorbid psychisch gesunde Frau trotz längerdauernden Nierenbeschwerden und höherer Serumcalciumwerte keine psychischen Auffälligkeiten.

Die aus geordneten Verhältnissen stammende frühere Kinderschwester und jetzt glücklich verheiratete Ehefrau mit 2 Kindern (Nr. 30) ist eine einsatzfreudige, aufgeschlossene, ausgeglichene Persönlichkeit. Die ersten Nierensteinbeschwerden erlebt sie mit 29 Jahren. In den folgenden Jahren fühlt sie sich weiter kerngesund; weder ist ihre Aktivität gedämpft noch verändern sich Stimmung oder einzelne Triebe. Gedächtnisstörungen bemerkt sie niemals. Im 36. Lebensjahr stellt man den HPT fest und im 37. Jahr wird sie in unsere Klinik aufgenommen. Sie präsentiert sich als muntere, lebhafte Patientin, der man keine Krankheit ansieht. Serumcalcium 12,2 mg/100 ml mit erhöhter Calciumausscheidung. Übrige Serumwerte normal. Die gründliche psychiatrische Untersuchung ergibt keinen Anhalt für seelische Veränderungen. Nach der Exstirpation eines Epithelkörperchenadenoms gleicht sich der Serumcalciumwert aus; psychisch bleibt die Patientin unverändert.

Bei der *Verteilung der einzelnen Syndrome* kommen affektive Störungen bei weitaus den meisten Patienten vor (Tab. 8).

Tabelle 8. *Verschiedene Formen der durch HPT bedingten psychischen Veränderungen bei 42 Pat.*

	I Affektive Störungen	II Mnestische Störungen	III Akute exogene Psychosen	IV Gesamtzahl Gruppe I—III	V Veränderungen der Einzeltriebe
erheblich	15	5*	4		
leicht	21	7	1	36	36
total	36	12	5		

* = 4 davon mit akuter exogener Psychose.

Wir haben in Tab. 8 auch die Veränderungen der elementaren Einzeltriebe aufgezeichnet; rechnet man die elementar-triebhaften Störungen, wie erhöhtes Schlafbedürfnis, quälendes Durstgefühl, ebenfalls zu den psychischen Alterationen, so erhöht sich die Zahl der Wesensveränderten auf 42, das sind 77% von 54 HPT-Kranken.

In der Folge werden wir die einzelnen psychopathologischen Phänomene aufführen.

d) Gesamtantrieb (s. Tab. 9, S. 33): Soweit die Patienten überhaupt antriebsgestört sind, handelt es sich um eine verschiedenartige *Antriebsminderung;* Steigerung der

Antriebshaftigkeit fanden wir in keinem Fall. Diese Antriebsschwäche zeigt keine periodischen Schwankungen, sondern lastet dauernd wie „ein graues Tuch" über dem Leben der Kranken. Sie sind müde und schlapp, klagen über schreckliche Apathie und Passivität, die ihnen ganz fremd erscheint. Ihre berufliche Routinearbeit können sie nur mit Mühe erfüllen, einige müssen ihre Stellung aufgeben; so eine 18jähr. Sekretärin, die dann interesselos bei ihren Eltern dahinvegetiert. Manche Hausfrau vernachlässigt ihren Haushalt oder bewältigt ihn nur noch mit „zusammengebissenen Zähnen", während er ihr früher mit Leichtigkeit von der Hand ging. Einige Patienten müssen sich täglich mehrmals auf der Couch ausruhen. Früher gepflegten Interessen gegenüber werden sie gleichgültig und stumpf, in ihrer Freizeit ziehen sie sich zurück und dösen nur noch vor sich hin. Eine Krankengeschichte, in der neben Antriebsschwäche auch andere Veränderungen hervorstechen, möge das Gesagte anschaulich machen:

Der 43jähr. verheiratete Chefingenieur (Nr. 4), von kräftigem Körperbau und guter Gesundheit stammt als 1. von 3 Kindern aus einer Akademikerfamilie und rückte nach dem Diplomexamen rasch in leitende Stellungen auf. Von früher her ist er als ehrgeiziger, strebsamer, wenig geselliger, meist ausgeglichener Charakter bekannt. Sehr seltene heftige explosible Verstimmungen datieren von schlimmen Erfahrungen im 2. Weltkrieg, während dem er zweimal der Hinrichtung knapp entging. Durch die berufliche Belastung und erhebliche Verantwortung steht er immer unter äußerem Druck, so daß er leicht nervös und gespannt ist.

Im 37. Lebensjahr erlebt er die 1. Nierenkolik, 3 Jahre später wird die Nephrolithiasis ärztlich festgestellt und in den beiden folgenden Jahren die beidseitige Pyelotomie durchgeführt. Nachdem im 42. Lebensjahr eine Nebenschilddrüsen-Adenomentfernung unter der richtigen Diagnose andernorts mißlungen ist, wird der Pat. 1 Jahr später zugewiesen. In den letzten 3 Jahren fühlt er sich zunehmend müde, schlapper; etwa kann er Autofahrten von 50 km nur noch mit Mühe bewältigen und er, der früher ein begeisterter Sportler war, hat dieses Hobby ganz aufgeben müssen. Vor allem ist er nervös, innerlich unruhig und gespannt, im ganzen Körper empfindet er eine „Nervenspannung". Reizbarkeit und Explosibilität wirken sich beruflich besonders ungünstig aus: Weil er Arbeiter anbrüllt und weil er zu kritikempfindlich ist und sich bei Verhandlungen wenig umgänglich zeigt, entstehen Schwierigkeiten mit dem Betriebsrat, seine Stellung in der Firma scheint gefährdet. In der eigenen Familie fällt er ebenfalls durch sein unrastiges Wesen auf. Er ist auffallend durstig, muß 2—3 Liter Flüssigkeit extra trinken, sein Appetit ist zurückgegangen und er hat an Gewicht verloren. All diese Symptome haben sich allmählich entwickelt, und er führt sie auf die berufliche Belastung und auf die Nierenkoliken zurück.

Bei der Spitalaufnahme klagt der allgemein gesund aussehende Patient über Müdigkeit, Schwächegefühl in den Armen (er könne keine schweren Lasten heben) und fällt durch allgemeine Nervosität auf. Serumwerte: Calcium 11,5, anorganisches Phosphat 1,5 mg/100 ml, alkalische Phosphatase 2,0 BE. Diagnose: Nephrolithiasis beiderseits, primärer HPT, chronische Pyelonephritis. Entfernung eines aberrierenden follikulären Epithelkörperchen-Adenoms. Postoperative Hypocalcämie und Stabilisierung der Serumcalciumwerte nach 5 Tagen. ½ Jahr nach der erfolgreichen Operation kommt der Patient abermals zur Nephrolithotomie. Wie die pflegende Krankenschwester bestätigt, ist er jetzt wie ein anderer Mensch: Vorher war er verschlossen und schaute böse drein, jetzt ist er gelöst, lacht, manchmal scherzt er humorvoll. Der Patient selbst habe eine deutliche Wandlung erlebt: Trotz weiterbestehender Nierenkoliken und gleich schwerer Arbeitslast kann er tatkräftiger arbeiten; er fühlt sich ruhiger, ausgeglichener, im Betrieb ist er als besserer Mitarbeiter geschätzt, der sich kompromißbereiter verständigt. In schwierigen Diskussionen kann er sein Temperament zügeln. Seine Familie freut sich über seine „geheilte Nervosität". Auch hat er bei gutem Appetit 4 kg an Gewicht zugenommen, er schläft ruhiger und spürt keinen übermäßigen Durst mehr.

Hier entwickelt sich bei einem psychisch gesunden, lebenstüchtigen Menschen in den besten Mannesjahren während des HPT eine durch leichte Ermüdbarkeit, dysphorische Stimmung und heftige Verstimmungen beeinträchtigte Persönlichkeit, die ihrer Umgebung deutlich auffällt und zur sozialen Belastung wird. Den Grad der psychischen Veränderung bezeichnen wir als leichte neurasthenieforme Wesensänderung. Frühere Charakterzüge, wie geringe Geselligkeit, leichte Gespanntheit, Neigung zu explosiblen Entladungen werden verstärkt. Der Patient leidet unter seiner Wesensänderung, verwechselt aber Ursache und Wirkung, indem er den Grund seiner seelischen Schwierigkeiten in den sozialen Spannungen sucht.

e) Stimmung: Antriebs- und Stimmungsverschiebungen bei unseren Kranken verlaufen gleichsinnig. In beiden Fällen handelt es sich um *dauernde* Phänomene, weshalb man bei der Stimmungsänderung besser von Veränderung der *Grundstimmung* spricht. Schematisch kann man die Störungen in eine depressiv-lustlose und in eine dysphorisch-unruhige Gruppe unterteilen (Tab. 9), wobei beide Syndrome beim gleichen Patienten auftreten können. Die depressive Stimmung steht meist im Vordergrund.

Tabelle 9. *Aufgliederung der affektiven Veränderungen bei 36 HPT-Patienten*

	Antrieb vermindert	Dauer-Stimmung		total	abrupte phasische Verstimmungen
		dysphorisch gereizt	depressiv gleichgültig		
erheblich	15	8	11	13	4
leicht	20	9	6	17	7
total	35	17	17	30	11

Die Depression führt bei 7 Pat. bis zu Suicidideen, ohne daß sie aber einen Suicidversuch unternommen hätten. Ängstliche Verstimmungen sind seltener, häufiger vermischt sich die Depression mit gleichgültiger Wurstigkeit und gemüthafter Stumpfheit. Einige Patienten müssen wegen nervöser Gespanntheit mit Tranquilizern behandelt werden. In ihrer mürrischen Reizbarkeit sind sie leicht verletzbar, empfindlich und unzufrieden, durch Kleinigkeiten werden sie aus dem Gleichgewicht geworfen; zuweilen fallen sie ihrer Umgebung durch nörglerisches Schimpfen zur Last. Solche reizbaren, schimpferischen, ungeduldigen und unverträglichen Menschen können ohne genaue Untersuchung als „Neurotiker" angesehen werden, zumal dann, wenn aus der Lebensgeschichte schwere Milieuschäden bekannt sind; das zeigt etwa folgendes Beispiel:

Die verheiratete Kindergärtnerin (Nr. 22) ist als 2. von 2 Kindern eines Kaufmanns geboren, und nach dem frühen Tod des Vaters muß sie als Kind das schwere Schicksal eines Flüchtlings und Konzentrationslagerhäftlings durchmachen. Von jeher ist sie zurückhaltend, zeigt wenig von ihren Gefühlen, leidet jedoch nie unter Verstimmungen. Seit dem 20. Lebensjahr treten zunächst nicht diagnostizierte Nierenkoliken auf, die sich allmählich steigern. Im 23. Lebensjahr beginnt schleichend eine Reihe seelischer Veränderungen, die sie zunächst nicht registriert. Ihre Müdigkeit wächst mit der Zeit so, daß sie schon um 10 Uhr morgens beinahe bei der Arbeit einschläft. Die 2-Zimmerwohnung besorgt sie nur mit größter Mühe. Zudem wird sie zapplig, unruhig, gespannt — aus ihrer Spannung heraus kann sie den Ehemann beim Frühstück nur deshalb beschimpfen, weil sie keine 15 min still zu sitzen vermag oder weil sein Gesicht ihr aufreizend erscheint. Auf sachlich berechtigte Kritik weint sie hemmungslos; sie ist überempfindlich. Ängstlichkeit meldet sich; die schon längst vergessen geglaubten Kindheitserinnerungen steigen wieder auf, so daß sie von innerer Unruhe aufgewühlt ist, ohne daß das eines äußeren Anlasses bedarf. Diskrete Gedächtnisstörungen, wie Vergeßlichkeit für Namen und jüngste Ereignisse, sowie Unkonzentriertheit beeinträchtigen sie bei der Arbeit. Wegen abnorm starkem Durst trinkt sie zusätzlich 3 Liter Flüssigkeit pro Tag; nachts steht eine Flasche Saft griffbereit neben ihrem Bett. Sie entwickelt einen eigenartigen

Heißhunger auf Käse und ißt täglich wenigstens 200 g davon. Sie und ihr Ehemann leiden sehr unter den ihnen vollkommen unverständlichen psychischen Veränderungen. Bei der psychiatrischen Untersuchung wirkt sie antriebslos; im Rohrschachschen Formdeutversuch sind Zeichen für labile Affektivität (3 FbF, 1 Fb) ohne genügende Stabilisatoren (f% 50, T% 36), erhöhte Verstimmbarkeit (1 FHD, 2 HdF) sowie bedrohliche Inhaltsantworten, wie Blitz, Vulkan, Explosion, Rakete auffällig.

3 Jahre nach erfolgreicher Epithelkörperchen-Adenomentfernung haben wir die Patientin abermals untersucht. Sämtliche genannten seelischen Veränderungen haben sich innerhalb von etwa 3 Monaten zurückgebildet. Die Frau fühlt sich „wie ausgewechselt", sie schätzt die „göttliche Ruhe, die jetzt in ihr herrsche". Der Kontrollrorschach zeigt ebenfalls eine auffallende Veränderung: Die labile Affektivität ist weniger stark ausgeprägt (1 Fb). Keine Zeichen von erhöhter Verstimmbarkeit sind mehr vorhanden. Dazu sind T% (42) und f% (78) annähernd normalisiert.

Diese früher psychisch gesunde Frau bildet unter dem HPT eine leichte neurasthenieforme Wesensänderung aus, die vor allem in affektiven und leichten mnestischen Störungen besteht.

f) Abrupte Verstimmungen, die ohne äußeren Anlaß einschließen, sind seltener als dauerhafte Stimmungs- und Antriebsanomalien (Tab. 9). Häufig sind es explosible, primitive Affektausbrüche; eine Patientin pflegt in solchen Zuständen plötzlicher Wut den Kochlöffel an die Wand zu werfen. Eine alte Großmutter (Nr. 44) steigert sich in ihren Affekt, so daß sie auf ihre Familie „komisch" wirkt. Gefährlicher dagegen ist ein unruhiger Bewegungsdrang, wie beim anfangs geschilderten Fall (Nr. 45, S. 30) oder bei folgendem Kranken:

Ein erfolgreicher Kaufmann (Nr. 12) leidet seit seiner Jugend an depressiv-ängstlichen Verstimmungen, die ihn früher einmal zum Psychiater führten. Seit seinem 42. Lebensjahr erscheinen gleichzeitig mit einer Arthritis urica schwerste Drangzustände. Grundlos wird er plötzlich mit unheimlicher Gewalt von einem persönlichkeitsfremden Druck überwältigt; er spürt Herzklopfen, Atembeklemmungen, ist nervös und unruhig. Schließlich fühlt er sich zu vollkommen ungeplanten Handlungen getrieben: Er feiert wilde Orgien in übel beleumdeten Vierteln, treibt sich mit verrufenen Personen herum; oder er fährt ziellos mit seinem Auto durch die Gegend — einmal rast er in seiner Gespanntheit von Zürich nach St. Moritz, nur um dort einen Kaffee zu trinken. In solchen Perioden ist er wutgeladen, kann brüllen und schreien, so daß die Leute davonlaufen. Eine wirkliche Zerstörungswut macht ihn besessen: Einmal rammt er absichtlich mit seinem Wagen ein entgegenkommendes Auto frontal — als er aus seinem Wagen steigt, hat sich seine Unruhe gelegt. Nach solchen Triebausbrüchen macht er sich die schwersten Vorwürfe. Nach erfolgreicher Exstirpation eines Epithelkörperchen-Adenoms in seinem 49. Lebensjahr haben diese Drangzustände schlagartig aufgehört.

g) Die elementaren Einzeltriebe sind bei insgesamt 36 Pat. verändert. Im einzelnen stellen sich die Triebstörungen wie folgt dar:

Tabelle 10

	Patienten
Vermehrtes Durstgefühl	30
Appetitminderung	20
Schlafstörungen	9
Appetitwandel	5
Größeres Wärmebedürfnis	3
Erhöhter Bewegungsdrang	1

Deutliche Störungen der Sexualität fanden wir nicht, abgesehen von einer Abschwächung im Zusammenhang mit Antriebsdämpfung. Als typisch erscheint das gesteigerte *Durstgefühl* und das — oft mit Anorexie einhergehende — *verminderte Hungergefühl*. Der manchmal unlöschbare, quälende Durst läßt eine Frau „ganze Kisten von Mineralwasser" konsumieren; eine andere hätte „den ganzen Zürichsee austrinken" können, und ein Mann kann in seiner brunnenreichen Heimatstadt an keinem Brunnen vorbeigehen, ohne seinen katastrophalen Durst zu befriedigen. Einige Patienten trinken bis zu 7 Liter Flüssigkeit pro Tag; nicht selten werden sie auch nachts von Durst geweckt. Seltener verändert sich die Appetitrichtung: zweimal stellt sich Heißhunger auf Käse ein, einmal trinkt eine Frau große Mengen von Milch und zweimal entwickelt sich ein Widerwillen gegen Süßigkeiten und Fleisch.

h) Mnestische und emotionelle Störungen wie im Rahmen eines organischen Syndroms (s. Tab. 8) sind im Vergleich zu affektiven Veränderungen und zu den Triebanomalien seltener. Sie sind nur bei 7 Pat. aufgetreten. Die objektiv festgestellten Veränderungen erscheinen vor allem als Merkfähigkeitsschwäche (7 Fälle), weniger häufig als Frischgedächtniseinschränkung (2 Fälle) oder als erschwerte Auffassungsfähigkeit. Wir möchten auch die bei 7 Pat. beobachtete *Affektlabilität* sinngemäßer hier einreihen als sie der Gruppe der oben erwähnten Antriebs- und Stimmungsschwankungen zuzuordnen. Auf die Verbindung mnestischer Störung mit Affektlabilität weist das folgende Beispiel hin:

Eine 67jähr. geschiedene Rentnerin (Nr. 25) leidet seit mehr als 5 Jahren an Knochenbeschwerden bei HPT (14 mg/100 ml Serumcalcium) und wird dem Psychiater vor der Operation wegen depressiver Verstimmung vorgestellt. Bei der psychiatrischen Untersuchung stellt man Frischgedächtnis- und Merkfähigkeitsstörungen, Konzentrationsschwäche und Affektlabilität, eine Neigung zu Perseveration und Wortfindungsstörungen fest. Außerdem ist die Patientin seit Jahren depressiv; wegen eines schweren Lebensschicksals und konfliktbeladener Beziehungen zum Sohn nimmt man eine reaktive Depression an. Bei der katamnestischen Untersuchung 4 Jahre nach der erfolgreichen Epithelkörperchen-Adenomentfernung und Normalisierung des Serumcalcium-Spiegels zeigt die Patientin keine nachweisbare Konzentrationsschwäche, keine Neigung zu Perseveration und keine Affektinkontinenz mehr, die Merkfähigkeitsstörungen haben sich gebessert. Die Depression ist verschwunden, und die Patientin wird mit ihrem Lebensschicksal besser fertig, trotz gleicher äußerer Lebensumstände.
Das amnestische Psychosyndrom mit Affektlabilität hat sich nach der Operation gebessert, obwohl die Patientin inzwischen 71 Jahre alt wurde; die „reaktive" Depression dürfte stoffwechselbedingt gewesen sein.

i) Veränderungen des Persönlichkeits- und Realitätsbewußtseins: Abgesehen von den psychotischen Patienten berichteten nur 2 Kranke über Symptome, die an Depersonalisationserlebnisse denken lassen. Eine hochintelligente Frau (Nr. 8) erzählt über einen „Schwebezustand", der in den Monaten vor der Heilung des HPT von ihr Besitz ergriff. Eine andere Patientin (Nr. 38) fühlt sich wie „unter einer Glasglocke", so daß sie in „einer inneren Distanz" von allen Dingen lebt und den Gefühlskontakt verloren hat. Beide Patienten wiesen auch deutliche Stimmungsanomalien auf.

k) Akute exogene Psychosen: Psychosen im Rahmen des akuten exogenen Reaktionstypus sind bei 6 unserer Kranken aufgetreten. Bei 5 Fällen (Nr. 19, 50—53) geht die Psychose einher mit einer akuten Stoffwechselkrise; in einem Fall (Nr. 54) ist die akut aufgetretene, aber über Monate sich hinziehende Psychose vor allem bedingt durch eine Hirnatrophie arteriosklerotischer Genese, weshalb diese Psychose auch nicht als ausschließlich HPT-bedingt in die Tabelle 8 aufgenommen wurde.

Im Gegensatz zu den bisher beschriebenen psychopathologischen Begleiterscheinungen des HPT dauern die psychotischen Symptome nur wenige Tage; sie verschwinden schlagartig innerhalb weniger Stunden nach erfolgreicher Epithelkörperchen-Adenomentfernung bzw. gleichzeitig mit der Normalisierung des Serumcalcium-Spiegels. Unter den 6 Pat. waren 4 somnolent, 5 zeitlich und 4 örtlich desorientiert, 5 zeigten einen verwirrten Gedankengang; sämtliche Kranke waren mnestisch gestört, schwer apathisch und schwer depressiv, einer erheblich suicidgefährdet. 3 Pat. ließen ängstliche Unruhe erkennen; paranoide Ideen und Halluzinationen bildeten sich bei einer Patientin; 3 Pat. verkannten Personen. Eine Krankengeschichte möge wiederum als Beispiel dienen:

Ein 39jähr. kaufmännischer Angestellter (Nr. 52) ist schon früher zweimal wegen gastrointestinalem HPT mit erfolgreicher Epithelkörperchen-Adenomexstirpation operiert worden. Zum zweitenmal ist jetzt ein Rezidiv aufgetreten, und der Patient kommt mit verschiedenen vegetativen und psychischen Beschwerden (bei 14,3 mg/100 ml Serumcalcium) in die Klinik. Bei der operativen Revision der Halsgegend findet man kein Adenom. Postoperativ steigt das Serumcalcium langsam bis auf 16,5 mg/100 ml an. Gleichzeitig wird der Patient somnolent, ist zeitlich und örtlich desorientiert und spricht zeitweilig völlig verwirrt. Er verkennt in einer Krankenschwester seine Frau, halluziniert eine Schreibmaschine über seinem Kopf und äußert paranoide Vergiftungsideen: Glaubt, man wolle ihn durch die Infusion umbringen. Außerdem fühlt er sich wahnhaft vom Staatsanwalt verfolgt. Mit sinkendem Serumcalcium (bis auf 13,0 mg/100 ml) unter Peritonealdialyse hellt die Psychose zeitweilig auf. Der Patient ist wieder geordnet und äußert weder Wahnideen noch Halluzinationen.

3. Psychische Reaktionen

Die bisher geschilderten psychischen Veränderungen dürften *unmittelbar* durch den HPT bedingt sein, während die jetzt zu erwähnenden Reaktionen auf die psychischen Veränderungen deutlich davon verschieden sind. In ihrer *Einstellung zu den seelischen Störungen* sind viele Kranke auffällig: Ein Teil von ihnen hat während des HPT ihre Verstimmbarkeit, ihre Schlappheit oder Gedächtnisschwäche gar nicht realisiert; erst nach erfolgreicher Operation, also nach Wiederherstellung ihrer psychischen Gesundheit, erkannten sie ihre seelische Veränderung. Diese mangelnde Wahrnehmung der eigenen seelischen Verfassung dürfte z. T. durch die schleichende Entwicklung der psychischen Alterationen bedingt sein, z. T. auch durch die ohnehin bestehende Gleichgültigkeit und Apathie. Jedoch litt eine andere Gruppe erheblich unter den psychischen Veränderungen, vor allem unter Müdigkeit, weniger unter den Stimmungsverschiebungen. Einige Patienten reagierten wegen ihrer beeinträchtigten Leistungsfähigkeit noch zusätzlich depressiv.

Unsicher wurden besonders die intelligenteren Kranken wegen der *Ungewißheit über die Diagnose*. Häufige diagnostische Untersuchungen, meist bei verschiedenen Ärzten, hatten keine Erklärung ihrer merkwürdigen Müdigkeit ergeben; sie mußten das deshalb als „rätselhaft" und „unverständlich" ansehen; eine Ärztin „verstand sich selbst nicht mehr", eine Patientin glaubte, sie sei „nicht mehr normal". Manche Patienten waren beunruhigt, andere resigniert, schließlich gaben sie die Hoffnung auf eine Heilung auf, einige fügten sich fatalistisch und zynisch in ihr bedrückendes Schicksal.

Es besteht hier ein fließender Übergang zu *einfachen psychoreaktiven Entwicklungen*, deren Quelle nicht in den stoffwechselbedingten psychischen Alterationen, sondern in der Unsicherheit um das eigene Krankheitsschicksal zu suchen ist. Einige Kranke bildeten ein offenes Mißtrauen gegen die Ärzte wegen mehrfacher erfolgloser Behandlung aus und übertrugen diese Haltung auch auf andere Personen; andere wieder waren von Verzweiflung erfüllt, weil man sie bei unaufhaltsamer Verschlimmerung des Leidens als unheilbar aufgegeben hatte. Bei vielen staute sich Ärger, Bitterkeit und Verdruß auf, weil sie sich von den Ärzten als eingebildete Kranke verkannt fühlten und offen durch die Angehörigen als Simulanten verlacht oder verspottet wurden. Der Schein der Simulation wurde noch durch den nicht selten guten körperlichen Allgemeinzustand unterstützt, wie an unserem ersten Beispiel (Nr. 45, S. 30) recht deutlich wird.

Als Folge dieser gesellschaftlichen Ächtung wie auch ihrer allgemeinen Antriebslosigkeit *isolierten* und kapselten sich mehrere Patienten zunehmend ab. Eine Frau (Nr. 8) ging dabei so weit, sich in ihr Zimmer einzuschließen, sie ließ sich das Essen von ihren Freunden vor die Türe stellen, um niemanden zu sehen und zu hören. Eine Krankengeschichte möge dieses Kapitel abschließen:

Die verheiratete, äußerst tüchtige Geschäftsfrau (Nr. 39) leidet als Folge des renalen HPT 3 Jahre lang zunehmend unter Schlappheit und Müdigkeit, sie gibt jedes Privatinteresse auf, erledigt die Büroarbeit im Geschäft ihres Mannes unter starkem inneren Zwang ohne jedes Interesse, wird unruhig und depressiv. Ihre Leistung ist durch Vergeßlichkeit und Unkonzentriertheit vermindert. Weinend schließt sie sich manchmal in ihr Zimmer ein, bricht überhaupt jeden gesellschaftlichen Verkehr ab. Sie hat Angst, als eingebildete Kranke von ihren Angehörigen verspottet zu werden, deshalb spricht sie mit niemandem darüber, wodurch sie sich innerlich noch mehr isoliert. Ihre unerklärliche seelische Veränderung spürend, wird ihr das ganze unheimlich und wahrscheinlich fürchtet sie, geisteskrank zu werden.

4. Die sozialen Auswirkungen

Diese sind – schematisch gesehen – schon aus Abb. 1 (S. 29) ersichtlich. Danach ist ein großer Teil psychisch Veränderter – nämlich 16 von 36 – sozial erheblich auffällig gewesen, während es, gemessen am Gesamtkrankengut, nur 16 von 54 (also 30%) sind. 15 Pat. sind für Monate und Wochen vollkommen *arbeitsunfähig* gewesen. Diese Zeit der Arbeitsunfähigkeit lag fast immer gegen Ende der Krankheit, also vor der operativen Heilung. In den meisten Fällen war die Arbeitsunfähigkeit bedingt durch Antriebsschwäche, in einer Minderzahl durch Ausbruch der akuten exogenen Psychose. Die übrigbleibende Gruppe von 21 psychisch Veränderten leichteren Grades blieb zwar arbeitsfähig, und sie zeigten am Arbeitsort keine schwerwiegenden objektiven Leistungsstörungen, subjektiv aber glaubten sie, ihre Arbeit weniger exakt getan zu haben und vor allem fiel ihre Leistung in Nebentätigkeiten und Nebenberufen, wie bei berufstätigen Hausfrauen, ganz erheblich ab. Dieser Leistungsschwund war wesentlich durch Antriebsverminderung und mnestische Störungen verursacht.

Bei 16 Pat. wurden die *Beziehungen zu Angehörigen und Mitarbeitern* deutlich belastet. Es gab Streitereien zwischen den Ehegatten, Freundschaften lösten sich auf, die berufliche Zusammenarbeit (s. Nr. 4, S. 32) wurde vergiftet. In manchen Fällen dachten die Ehegatten an Scheidung, in einem Fall wurde die Ehe sogar geschieden (Patientin Nr. 29), wobei hier jedoch der prämorbide Charakter eine entscheidende Rolle spielte. In allen Fällen lag der Grund für die Beziehungsstörung in den affektiven Veränderungen, nämlich der jammerigen Affektlabilität, der gespannt-dysphorischen Verstimmung und den unberechenbaren explosiblen Verstimmungen.

5. Verlauf nach der operativen Heilung

Bis auf 4 Pat. (Nr. 54, 47—49) sind sämtliche Kranke operiert worden. Bei 3 Pat. verlief die operative Epithelkörperchen-Adenomentfernung erfolglos: Pat. Nr. 52 starb wegen eines metastasierenden Nebenschilddrüsencarcinoms in der Nebenniere, bei Pat. Nr. 3 und 46 fand der Operateur kein Adenom. Patientin Nr. 23 erlitt nach der Operation eine Apoplexie, so daß ihr psychischer Zustand, soweit er von der Nebenschilddrüsenstörung abhing, katamnestisch nicht sicher zu beurteilen ist. Bei den restlichen 46 Pat. ist die Operation erfolgreich verlaufen, d. h. unmittelbar postoperativ normalisierten sich die blutchemischen Werte, und allmählich bildeten sich auch durchwegs die körperlichen Symptome (Knochen- und Nierenbeschwerden) zurück.

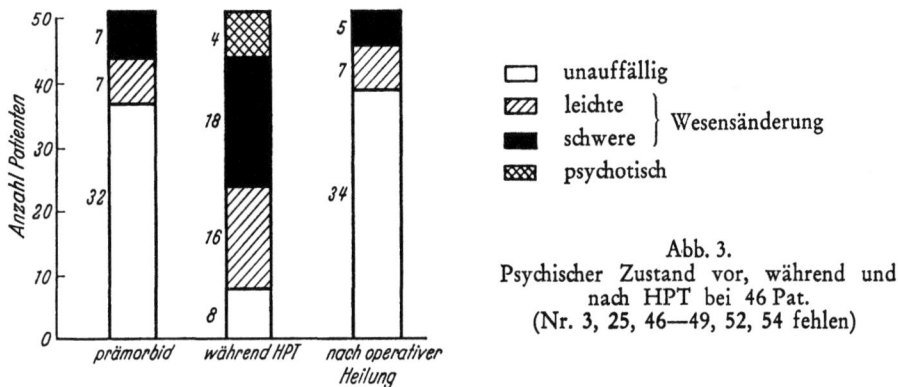

Abb. 3.
Psychischer Zustand vor, während und nach HPT bei 46 Pat.
(Nr. 3, 25, 46—49, 52, 54 fehlen)

Welche Wirkung hatte die erfolgreiche Operation auf die psychische Veränderung? Vergleicht man bei diesen 46 Pat. die Persönlichkeit vor, während und nach dem HPT (Abb. 3) miteinander, so zeigt sich: *Die während des HPT aufgetretene psychische Veränderung ist nach körperlicher Heilung vollständig verschwunden. Es gibt keine Chronifizierung der psychischen Veränderung, sofern das körperliche Grundleiden radikal geheilt wird.* Die Heilung der Veränderung umfaßt sämtliche psychopathologische Symptome: Affektive und mnestische Veränderungen, Störungen

Tabelle 11. *Psychischer Zustand während HPT und nach operativer Heilung bei 46 Pat.
(es fehlen Nr. 3, 29, 46—49, 52, 54) (p < 0,001)*

	während HPT	nach Heilung
psychisch auffällig	38	12
psychisch unauffällig	8	34

der Einzeltriebe und des Persönlichkeitsbewußtseins sowie die psychotischen Erscheinungen. Der Unterschied der Patienten während und nach HPT hinsichtlich ihrer psychischen Gesundheit weist eine hohe Signifikanz auf (Tab. 11).

Es zeigt sich aber auch das: *Die prämorbid psychisch auffälligen Patienten sind auch nach operativer Heilung weiterhin auffällig* (s. auch Tab. 1)[1]. Anders gesagt: Ein psychisches Leiden von der Art einer endogenen Geisteskrankheit oder einer Charakterstörung wird durch den HPT nicht berührt.

Die psychische Veränderung bildete sich auch bei den Kranken zurück, die nach der Operation – jedenfalls mehrere Monate lang – noch unter bestimmten Körperbeschwerden litten, wie Nierenschmerzen (Nr. 4, 33, 45), Gichtanfällen (Nr. 12), Herzinsuffizienz (Nr. 34) und quälender Psoriasis (Nr. 35). Dieser Befund ist deshalb wichtig, weil er darauf hindeutet, daß die *Veränderung unmittelbar durch die Stoffwechselkrankheit bedingt ist, nicht aber als psychogene Reaktion auf die HPT-bedingten Körperbeschwerden zu verstehen* ist. Beispielsweise hätten postoperative Nierenkoliken die psychische Veränderung nicht überdauern dürfen, wenn die depressivdysphorische Grundstimmung eine Reaktion auf die Koliken wäre.

Der *psychische Zustand nach der Heilung* gleicht einer „Renaissance" der früheren Persönlichkeit, die wieder „in alter Frische erwacht" ist, wie der Gatte einer Patientin es ausdrückt. Die Kranken fühlen sich heiter, ausgeglichen, gelöst, von einer drückenden Last befreit; Spontaneität und Initiative kehren zurück, sie können ihre Lebensprobleme wieder sinnvoll bewältigen.

Die größere innere Freiheit wird bei der katamnestischen psychiatrischen Untersuchung auch in der *Einstellung zur Krankheit* deutlich. Sie sprechen ohne Bedrückung über das vergangene Elend; ihre Beschreibung der Müdigkeit und Verzweiflung, auch ihre Angst, als Phantasten oder Simulanten angesehen zu werden, sind präzise, klar und anschaulich. Sie haben sich innerlich vom Krankheitserlebnis abgesetzt, diese Phase ist für sie ohne belastende Nachwirkung und ohne Bitterkeit abgeschlossen.

Geht man im ärztlichen Gespräch genauer auf die Patienten ein, so kann man bei einigen etwas über eine *innere Wandlung* nach der Heilung erfahren. Sie berichten über eine persönlichere und *verinnerlichte Lebenseinstellung*. Statt wie früher auf sichtbare Leistung bedacht zu sein, beschäftigen sie sich mehr mit religiösen Werten (Nr. 33). Aus einer religiösen Haltung heraus sind sie freudvoller und ausgeglichener; sie söhnen sich mit ihren Angehörigen wieder aus. Nachdrücklich sei darauf hingewiesen, daß nur jene Patienten, die prämorbid psychisch gesund waren, solch eine ausgeglichene Haltung und die Fähigkeit zur Wandlung zeigten. Folgende Krankengeschichte kann die Wandlungsmöglichkeit bei einer früher schwer Kranken veranschaulichen:

Die jetzige Pflegeanstaltsinsassin (Nr. 33) wächst als 3. von 9 Kindern eines brutalen Vaters auf, erweist sich aber kraft ihrer Aktivität und ihres fröhlichen Temperaments, ihrer Geselligkeit und guten Intelligenz trotz zweier unglücklicher Heiraten mit Trinkern als lebenstüchtig. Durch ein während 6 Jahren wachsendes Meningeom, das im 57. Lebensjahr erfolgreich exstirpiert wird, entwickelt sich eine erhebliche epileptische Wesensveränderung, die nach der Operation wieder zurückgeht. Auffälligerweise ist sie dennoch in den folgenden Jahren mehrfach in der Anstalt für Epileptische, Zürich, wegen Unruhe und Verwirrtheitszuständen bei Schlaf- und Schmerzmittelintoxikation (schwerste Kopfschmerzen, Schlafstörungen) hospitalisiert worden. Wegen ihrer Streitsucht, ihrem giftigen, nörglerischen Wesen, ihrer abrupten Verstimmbarkeit ist sie der Schrecken dieser Anstalt. Im 62. Lebensjahr wies

---

[1] Mit zwei Ausnahmen: Bei Pat. Nr. 33 schloß sich der durch den Hirntumor bedingten Wesensänderung die HPT-bedingte Veränderung unmittelbar an, so daß erst nach Heilung des HPT die frühere gesunde Persönlichkeit wieder hervortrat. Bei Pat. Nr. 12 milderte sich die neurotische Symptomatik in höherem Alter.

die Patientin erhebliche psychoorganische Schädigungen mit Verlangsamung und mnestischen Störungen auf; der IQ (HAWIE) liegt bei 82 (Handlungsteil 87) und hat sich gegenüber dem Zustand 4 Monate nach der Meningeomentfernung mit einem IQ von 95 erheblich verschlechtert. Im 61. Lebensjahr melden sich mit Nierenkoliken die ersten Anzeichen des zunächst noch nicht erkannten HPT. In den nächsten Jahren wird die Patientin depressiv, zuweilen spielt sie mit Suicidideen in ihrer Verzweiflung über die „böse Welt", die sie wiederum durch ihre Schimpfattacken und Stänkereien so belästigt hat, daß sie, in einem Altersheim nicht mehr tragbar, in eine Pflegeanstalt überführt werden muß. Zusammen mit den Nierenbeschwerden entwickelt sich Müdigkeit, Inappetenz und ein auffallender Durst auf Milch. Vor der Operation im 67. Lebensjahr beträgt das Serumcalcium 12,3 mg/100 ml, nach erfolgter Epithelkörperchenadenom-Entfernung normalisiert es sich rasch. In den Monaten nach der Operation macht die Patientin eine erstaunliche Wandlung durch: Sie söhnt sich mit ihren Verwandten aus; sie sucht sich in der äußerlich unfreundlichen Umgebung einer wenig modernen Pflegeanstalt eine sinnvolle Lebensaufgabe: Eine schwer kranke Patientin macht sie zu ihrem Schützling und betreut sie liebevoll; sie beginnt, sich mit religiösen Schriften auseinanderzusetzen. Bei der psychiatrischen Kontrolluntersuchung — ein Jahr nach der Nebenschilddrüsenoperation — ist die früher so verstimmbare, affektlabile Patientin trotz weiterbestehender, schmerzhafter Pyelitis ausgeglichen und freundlich. Es sind keine erheblichen Gedächtnisstörungen mehr nachweisbar; der IQ ist wieder auf 98 angestiegen.

Diese Patientin leidet während des HPT unter einer schweren neurastheniformen Wesensänderung vom Ausmaß einer Psychopathie und muß deshalb in einer Anstalt versorgt werden. Mnestische Störungen, Affektlabilität, schwerste aggressive Verstimmbarkeit, depressiv-dysphorische Grundstimmung, Veränderungen der Einzeltriebe und Kopfschmerzen, die Schlafmittel- und Analgeticasucht zur Folge haben, bessern sich nach der Adenomexstirpation, so daß die Patientin jetzt psychisch nicht mehr auffällig ist.

Die *Rückbildungsdauer der durch den HPT bedingten psychischen Veränderung* schwankt zwischen einer Woche und einem Jahr (s. Tab. 1). Das Gros hat innert

Tabelle 12. *Rückbildungsdauer der HPT-bedingten psychischen Veränderung nach Operation in bezug auf Krankheitsdauer, Grad der Veränderung und Alter bei der Operation bei 36 Pat. (es sind hier auch 4 Kranke mitverrechnet, deren Veränderung so gering war, daß sie noch als „unauffällig" gelten konnten)*

Krankheitsdauer	Rückbildung der psychischen Veränderung			
	2 Wochen	3—8 Wochen	3—6 Monate	mehr als 6 Monate
bis 1 Jahr	1	6	2	
2—5 Jahre	4	7	2	1
mehr als 5 Jahre		8	3	2

Grad der psychischen Veränderung vor OP	2 Wochen	3—8 Wochen	3—6 Monate	mehr als 6 Monate
+	1	1	1	1
●	3	4	3	1
⊙	1	13	2	1
○		3	3	1

Alter bei Operation				
bis 20 Jahre		2	2	
21—40 Jahre	2	5	1	2
41—60 Jahre	2	11	2	1
mehr als 60 Jahre	1	3	2	

8 Wochen die restitutio ad integrum erreicht (Tab. 12). Diese Zeitangabe betrifft die vollständige Rückbildung sämtlicher Veränderungen, während der Beginn der Rück-

bildung schon wenige Stunden oder Tage nach der operativen Heilung einsetzt. Viele Patienten berichten schon am Tag nach der Operation über eine leichte Stimmungsänderung; besonders die akuten exogenen Psychosen verschwinden innerhalb von Stunden nach der Operation zugleich mit der Normalisierung des Calciumspiegels.

Angesichts so verschieden langer Rekonvaleszenzzeiten kann man sich fragen: Ist die Dauer der psychischen Erholung etwa abhängig vom Alter der Patienten, vom Grad der psychischen Veränderung oder von der Krankheitsdauer? Man könnte sich etwa denken, je länger die schädigende Noxe wirkt, je tiefgreifender die Psyche sich unter der Krankheit wandelt und je älter und damit unelastischer der kranke Organismus ist, desto länger brauche der Kranke, um seine frühere seelische Gesundheit wieder zu gewinnen. Ein Blick auf Tab. 12 lehrt aber, daß im Durchschnitt keine derartigen Abhängigkeiten erkennbar sind; immerhin läßt unser relativ kleines Krankengut hier keine eindeutige Aussage zu.

Die Frage, von welchen Faktoren die Rückbildungsdauer abhängt, bleibt damit offen.

6. Wie viele Kranke wurden psychiatrisch behandelt?

Diese Frage drängt sich auf, da 67% unserer Patienten psychische Störungen aufwiesen.

a) Eine Gruppe von 3 psychisch *schwerst auffälligen* Patienten wurde der psychiatrischen Behandlung *unmittelbar* zugeführt.

Die oben schon erwähnte 62jähr. Frau (Nr. 33, S. 39) mußte mehrfach in einer psychiatrischen Klinik wegen Unruhezuständen, Verwirrtheit und Toxikomanie hospitalisiert werden. Das ausgeprägte psychoorganische Syndrom und die schweren Verstimmungen führte man auf die epileptische Wesensänderung zurück, die früher zweifellos auch vorhanden war, inzwischen aber durch die HPT-bedingte psychische Veränderung abgelöst worden sein dürfte. Die Diagnose HPT wurde nach 6 Jahren auf Grund langdauernder renaler Beschwerden gestellt.

Zu einer 59jähr. Frau (Nr. 51) wurde der Psychiater zur konsiliarischen Untersuchung vom Chirurgen wegen organischer Verwirrtheit gerufen; da die Diagnose HPT gestellt war, kam eine psychiatrische Hospitalisation *vor* der Operation natürlich nicht in Frage.

Ein 65jähr. Arbeiter (Nr. 54) wurde wegen seniler oder arteriosklerotischer Demenz in einem akuten Schub in eine geschlossene psychiatrische Klinik eingewiesen. Er war vollkommen desorientiert, verwirrt, konfabulierte, verkannte Personen; mit schwersten mnestischen Störungen, wechselnd gereizter, ängstlicher und depressiver Stimmung, extremer Apathie wies er das Bild einer organischen Demenz auf. Der Zustand war innert 2 Wochen aufgetreten. Auffällig beim Befund war lediglich Inappetenz, Anorexie und gesteigerter Durst. Die Psychose besserte sich zeitweilig, er war dann beinahe vollkommen orientiert. Er wurde 6 Monate in der Klinik gepflegt und starb nach langsamer Verschlechterung des körperlichen und psychischen Zustandes. Der Pathologe stellte die Diagnose: Adenome der Parathyreoidea, Gefäßsklerose mittleren Grades, Hirnrindenatrophie. Zweifellos stand die anatomische organische Schädigung im Vordergrund. Den Verdacht auf HPT hätte man klinisch höchstens aus der Veränderung der Einzeltriebe schöpfen können.

Die 4 weiteren Kranken mit akut exogener Psychose (Nr. 19, 50, 52, 53) wären wahrscheinlich ebenfalls unmittelbar dem Psychiater vorgestellt worden, falls man nicht in Anbetracht des akuten HPT die sofortige Operation einleiten mußte.

b) Bei einer Gruppe von 7 Pat. mit psychischen Veränderungen leichteren bis schwereren Grades wurde im Laufe der Krankheit eine psychiatrische Diagnose erwogen, ohne daß alle aus diesem Grunde unmittelbar zum Psychiater kamen. Es handelt sich dabei vornehmlich um Zustände neurasthenischen Charakters.

Eine 61jähr. Hausfrau (Nr. 10) litt mehr als 1 Jahr vor Erkennung des HPT an erheblichen Depressionen, weshalb sie vom Internisten mit antidepressiven Medikamenten behandelt wurde. Erst nachdem Knochenbeschwerden hinzukamen, forschte man nach einer Calciumstoffwechselstörung. Psychiatrisch bot die Patientin auch mnestische Störungen mit begleitender Affektlabilität, was am ehesten den Verdacht auf eine organische Krankheit hätte lenken können.

Die schon oben erwähnte (S. 33) 26jähr. Kindergärtnerin (Nr. 22) kam im Laufe der systematischen Untersuchung zu uns. Wir erwähnen sie hier, weil die verschiedenen affektiven Störungen (Dysphorie, Empfindlichkeit gegenüber dem Ehemann) in Anbetracht eines erheblichen frühen Milieuschadens (Konzentrationslagererlebnisse) an eine Psychogenese hätten denken lassen können.

Bei der ebenfalls schon erwähnten 67jähr. Rentnerin (Nr. 25) wurde eine reaktive Depression bei amnestischem Psychosyndrom angenommen. Sie wurde zugleich zur Abklärung der Depression und im Rahmen unserer systematischen psychiatrischen Untersuchung zu uns geschickt. Auf Grund der katamnestischen Untersuchung mußte man die Depression nicht in erster Linie als Reaktion auf einen chronischen Konflikt mit ihrem Sohn, sondern als stoffwechselbedingt ansehen, denn die gespannte Familiensituation blieb bestehen, die Depression aber verschwand zugleich mit der operativen Heilung.

Eine 29jähr. Hilfsarbeiterin (Nr. 29) leidet etwa 8 Jahre lang vor der endgültigen Diagnose unter Bauchschmerzen, die als „nervös" bezeichnet werden. Zur Abklärung der Bauchbeschwerden wird sie in eine medizinische Klinik eingewiesen. Wegen auffallender Unruhe, Gespanntheit, depressiver Verstimmung in Verbindung mit Abmagerung und Durst, stellt man die Diagnose: Neurovegetative Dystonie und Anorexia mentalis. Erst zwei Jahre später erkennt man den HPT, nachdem die Patientin infolge schwerer Müdigkeit arbeitsunfähig geworden ist. Nach der Operation erholt sich die Patientin allmählich von ihrer Müdigkeit und Depression. Die Patientin wurde dem Psychiater während des Verdachts auf Anorexia mentalis noch nicht vorgestellt. Psychiatrisch ist die Diagnosestellung hier deshalb schwierig, weil es sich um eine neurotische Entwicklung mit Gehemmtheit, hochgradiger Selbstunsicherheit, schwersten Minderwertigkeitsgefühlen und Anpassungsschwierigkeiten handelt, deren Symptome neben denen des HPT herlaufen.

Ähnlich ist es bei einer 47jähr. Hausfrau (Nr. 49), die seit etwa 19 Jahren zugleich mit renalen Beschwerden unter Müdigkeit, Angstzuständen, gedrückter Lustlosigkeit und moroser Stimmung leidet. Die Lebensgeschichte deutet auf eine neurotische Entwicklung bei psychasthenischer Persönlichkeit hin (Kontaktgehemmtheit, Ambivalenz, Unsicherheit). Psychotherapie und medikamentöse psychiatrische Behandlungen mit Tranquilizern wegen „nervöser" Erschöpfungszustände blieben erfolglos. Die Diagnose eines renalen HPT ist gewiß, doch wird die Operation des Epithelkörperchen-Adenoms bisher noch hinausgezögert.

Bei einer 54jähr. Hausfrau (Nr. 50) treten akut zunehmende Schwäche, Apathie, Depression, zeitweilige Desorientierung, schwerste Anorexie mit Inappetenz und Durst auf. Sie wird deshalb durch ein auswärtiges Spital zuerst der neurologischen Klinik wegen Verdacht auf ein neuropsychiatrisches Leiden zugewiesen. Die Diagnose HPT wird später in der medizinischen Klinik gestellt. Der Psychiater wurde hier im Rahmen der systematischen Untersuchung hinzugezogen.

Eine 41jähr. Hausfrau (Nr. 53) wird innerhalb von 2 Jahren vor der Operation zunehmend müder; eine Amenorrhoe wird ohne Erfolg behandelt. Wegen Schlappheit, Arbeitsdyspnoe, schwerem Durst, Obstipation und Inappetenz kommt sie in ein auswärtiges Spital. Dort hat man auf Grund ihrer Stimmungslabilität, der nervösen Kopfbewegungen und des Augenzwinkerns den Eindruck einer neurovegetativen Polysymptomatik. Zu diesem Zeitpunkt wird die Patientin psychiatrisch nicht gesehen. Nach Wochen entwickelt sich eine hypercalcämische Krise mit Desorientierung, Verwirrtheit, ängstlicher Unruhe und schwerer Depression, Apathie und unstillbarem Erbrechen. Der akute exogene Reaktionstypus bildete sich erst 3 Tage nach erfolgreicher Operation zurück. Psychiatrisch interessiert in diesem Fall, daß die Patientin 3 Wochen vor der akuten Stoffwechselkrise ein neurasthenisches Bild bot, wegen dem sie neuropsychiatrisch hätte untersucht werden können.

III. Befunde bei Hypercalcämien nichtendokriner Genese

Durch die Untersuchung von 6 Hypercalcämiekranken (Nr. 55—60), deren Diagnose im einzelnen in Tab. 1 aufgezeichnet ist, haben wir unsere Studie ergänzt.

Die *Untersuchungsmethode* ist die gleiche wie bei den HPT-Patienten. Die Kranken wurden während und nach der Hypercalcämie-Episode psychiatrisch untersucht, wobei in einigen Fällen auswärtige, psychiatrisch geschulte Kollegen die erste psychiatrische Untersuchung vornahmen.

Das Krankheitsbild bei diesen Patienten gleicht dem des HPT zum Verwechseln, und zwar in der somatischen wie in der psychischen Symptomatik. Somatische und psychische Erscheinungen sind *stärker ausgeprägt als bei den HPT-Patienten*. Wie ein Blick auf Tab. 1 zeigt, liegen zugleich auch die *Hypercalcämiewerte höher als beim Durchschnitt der HPT-Kranken*.

Sämtliche Patienten leiden an *vegetativ-funktionellen Beschwerden*, wie Schwindel, Nausea, Erbrechen, Obstipation, Kopfschmerz und Schwitzen. Die *psychische Veränderung* ist ihrer Schwere nach bei diesen Kranken *ausgeprägter als beim HPT*. Alle Patienten, mit Ausnahme einer schon prämorbid psychisch Kranken (Nr. 57), wurden psychisch während der Hypercalcämie schwer auffällig. Und zwar steigerte sich diese Auffälligkeit zum Ausmaß einer Psychopathie oder einer Psychose (siehe Abb. 4, S. 46). *Elementar-triebhafte Veränderungen* bildeten sich bei allen Fällen aus. Dabei standen Einbuße von Hunger und Steigerung des Durstgefühls an erster Stelle. Am eindrucksvollsten waren die *Störungen der Affektivität* und die Symptome der *akuten exogenen Psychose*, die sich folgendermaßen darstellen: Die *Antriebsschwäche* erreichte in allen Fällen den Grad einer völligen Arbeitsunfähigkeit; sämtliche Patienten waren bettlägerig und pflegebedürftig. Durch ängstliche Depression und unruhig-gespannte Dysphorie war die Grundstimmung bestimmt. Seltener waren plötzliche gereizt-explosible Verstimmungen. Mnestische Störungen ließen sich in 4 Fällen beobachten.

Die *akuten exogenen Psychosen* (in 3 Fällen) gingen einher mit Benommenheit, zeitlicher und örtlicher Desorientierung und Personenverkennung. Bei diesen 3 Fällen wurden auch mnestische Störungen beobachtet.

Der *Verlauf* dieser schwersten Persönlichkeitsveränderungen ist durch rasche Entwicklung gekennzeichnet, so wie wir es vom akuten HPT her kennen. Man kann annehmen, daß auch die Hypercalcämie rasch fortschritt. Zugleich mit der körperlichen Heilung (durch Natriumsulfat-Infusionen und Nebennierenrinden-Hormonen oder einfach durch Absetzen der toxisch wirkenden Calciummedikation) und der Normalisierung des Calciumspiegels im Serum verschwanden auch die psychischen Symptome. Durchschnittlich verging eine Woche, bis wieder normale Calciumwerte erreicht wurden; in der gleichen Zeit bildeten sich auch allmählich die Persönlichkeitsstörungen schrittweise zurück. Wohl infolge dieser verhältnismäßig kurzen Verlaufszeit haben sich *psychoreaktive Entwicklungen*, wie wir sie bei den HPT-Kranken beobachten konnten, nicht gebildet.

Eine Ausnahme bei dieser Untersuchungsgruppe war bei Pat. Nr. 57 mit kaum erhöhten Calciumwerten zu beobachten, bei der wir keine hypercalcämiebedingte Veränderung annehmen. Diese debile, kümmerlich entwickelte Frau litt zunehmend seit 10 Jahren unter starken Skeletdeformationen, und ein guter Teil ihrer Gereiztheit dürfte als Reaktion auf ihre schwere körperliche Einschränkung zu verstehen sein.

3 Krankengeschichten mögen das Bild veranschaulichen:

Der früher psychisch gesunde, differenzierte Akademiker (Nr. 56) hat eine erfolgreiche wissenschaftliche Laufbahn hinter sich. Seit etlichen Jahren leidet er an Boeckscher Sarkoidose. Im 31. Lebensjahr kurt er über mehrere Wochen (milchreiche Diät und 80 mg Prednisolon täglich). Etwa 2 Wochen nach Kurbeendigung und Absetzen der Medikamente wird er zunehmend müde, kann sich nicht mehr konzentrieren, wird vergeßlich. Schließlich ist er zu apathisch zum Lesen. Er kann nur noch schleppenden Ganges laufen. Impotenz, hochgradiger Durst (bis 5 Liter Wasser täglich), Inappetenz verstärken sich. Er verliert innert einiger Wochen angeblich 20 kg an Gewicht. Wegen Übelkeit, schweren Erbrechens und Magenkrämpfen wird er in die Basler Medizinische Universitätsklinik eingewiesen. Befund: 17,5 mg/100 ml Serumcalcium; schwer apathisch-depressiver Patient. Im Spital fühlt er sich zunächst noch apathischer und schlapper, so daß er nicht einmal den Eßlöffel zum Munde führen kann. Depressive Ideen drängen sich auf: Angst vor Invalidität, Furcht vor einem baldigen Tod, Sorge um die eigene Familie. Der Patient erhält eine Natriumsulfat-Infusion und täglich 100 mg Prednison über 10 Tage hinweg, danach Prednison in immer geringeren Dosen. Mit sinkendem Calciumwert bessert sich die genannte Symptomatik. Am 22. Tag nach Spitaleinweisung beträgt der Serumcalciumwert 9,5 mg/100 ml.

Interessanterweise stellen sich am 7. Tag nach Spitaleinlieferung sehr farbige Entfremdungserlebnisse ein: Er hat das Gefühl, von außen, von einem anderen „räumlichen Standpunkt aus" zu sehen. Ein „Halleffekt" besteht darin, daß die gewöhnlichen Geräusche im Zimmer wie in einem großen Raum widerhallen. Er empfindet Nase, Lippen, Finger und die ganzen Extremitäten als überdimensionierte Körperteile. Anfangs hat er Angst angesichts dieser ungewohnten Erlebnisse, später bereiten sie ihm kindliche Freude, er wird beschwingt und heiter. Außerdem spürt er einen starken inneren Bewegungsdrang, den er aber nicht entlasten kann, da seine motorische Aktivität gehemmt sei. Mit der Reduktion des Prednisons auf 5 mg (Erhaltungsdosis) verschwinden diese letztgenannten Symptome.

Die schwere Antriebslosigkeit und depressive Stimmung (zusammen mit ausgeprägten Störungen der Einzeltriebe sowie gefährlichen vegetativen Beschwerden) entstehen innert 2 Wochen zugleich mit dem Serumcalcium-Anstieg bei Morbus Boeck. Mit sinkendem Calcium flauen die Symptome ab. Bei den Depersonalisationserlebnissen dürfte es sich vor allem um eine Prednison-Wirkung handeln. Immerhin dürfte die vorangegangene Hypercalcämie auch bei der Bildung der Depersonalisation eine Rolle gespielt haben, denn wenige Wochen zuvor hat er bei Normocalcämie unter täglichen 80 mg Prednison keine Entfremdungserlebnisse gehabt.

Die heute 80jähr. Witwe (Nr. 58) ist früher eine tatkräftige und überaus gewissenhafte Hausfrau und Mutter gewesen. Ihren gelernten Beruf als Buchhalterin hat sie später gern noch als Hobby ausgeübt. Mit 52 Jahren hatte sie eine angebliche Spondylitis mit hohem Fieber; damals wird sie desorientiert, „phantasierte" allerlei Unsinniges und verkannte Personen. Im 78. Lebensjahr wird die Pat. seit anfangs Juli 1963 zunehmend schwindlig, inappetent, hochgradig durstig und antriebslos, nachdem sie wegen ihrer Arthritis am 5. 7. 1963 300 000 E Vitamin D erhalten hat. Zudem redet sie verwirrt und wird schwer depressiv, so daß sie vom Hausarzt am 5. 8. 1963 ins Spital eingewiesen werden muß. Nachdem der Serumcalcium-Wert in den vorhergehenden Jahren immer normal war, ist er jetzt auf 14,6 mg/100 ml erhöht und schwankt bis zum 19. 8. 1963 zwischen 14,9 und 14,1 mg/100 ml. Zwischen dem 5. und 19. 8. schwankt auch der psychische Zustand. Die ausgeprägtesten psychischen Störungen sind folgende: Zeitliche und örtliche Desorientierung; ungeordneter Gedankengang, schwere Merkfähigkeits- und Frischgedächtnisausfälle, Wortfindungsstörungen. Sie weiß nicht mehr, wieviel 2+2 ist, macht beim Schreiben große Fehler (sie war sonst stolz auf ihre einwandfrei geschriebenen Briefe). Das Schriftbild ist verzerrt und verschachtelt; sie ist schwer depressiv, weil sie die Selbstkontrolle verloren habe und in drückender Angst lebt, verrückt zu werden. Am 19. 8. Beginn der Therapie mit täglich 30 mg Prednison, allmählich ausschleichend. Das Serumcalcium sinkt unter dieser Therapie auf 10,3 mg/100 ml am 28. 8. Seit dem 19. 8. bessert sich auch das psychische Bild stetig, jedoch hat die Frau erst im Oktober 1963 ihren früheren psychischen Zustand wieder erreicht.

Die Grundkrankheit konnte nicht eindeutig abgeklärt werden, infolge verschiedener klinischer Hyperthyreosezeichen kann man an eine durch Vitamin D ausgelöste Hypercalcämie bei Hyperthyreose denken. Nach vorhergegangenen neurasthenischen Beschwerden mit Inappetenz, Durst, Schwindel, Antriebslosigkeit bricht ein Verwirrtheitszustand mit Denkstörungen und Stimmungsverschiebung aus. Die Hypercalcämie wird mit Prednison unterdrückt, zugleich treten die Erscheinungen des akuten exogenen Reaktionstypus zurück. Auch nach Normalisierung des Calciumspiegels bleiben feine intellektuelle und affektive Beeinträchtigungen noch etwa 1 Monat lang bestehen.

Die psychisch gesunde, verheiratete Frau (Nr. 59) mit 2 kleinen Kindern ist eine sehr arbeitsame und flinke Person; neben der Bewältigung des eigenen Haushaltes kocht und bedient sie noch im Restaurant ihrer Angehörigen und hat ein 3stöckiges Haus zu besorgen. Nachdem sie etwa 8 Jahre zuvor eine Nephritis durchgemacht hat, beginnt sie sich in ihrem 32. Lebensjahr zunehmend müde zu fühlen, ohne daß der Hausarzt eine Ursache finden kann. Man nimmt als Grund zunächst die familiären und beruflichen Überbelastungen an. Schon mittags ist sie so müde und schlapp, daß sie beim Zeitungslesen einnickt; sie wird gereizt und ist manchmal „geladen wie eine Giftkugel". Appetitlosigkeit, Durst und Schwindelgefühl bilden sich aus. Schließlich wird sie amenorrhoisch. Nach etwa 4 Monaten muß sie in ein auswärtiges Spital eingeliefert werden wegen schwerster Antriebslosigkeit, Übelkeit und Erbrechen. Dortiger Befund: Reduzierter Allgemeinzustand; Hypercalcämie von 16 mg/100 ml; Nephrocalcinose. Psychisch verschlechtert sich dort der Zustand noch: Sie wird depressiv, wälzt hypochondrische Ideen (sie habe Kehlkopfkrebs), fühlt sich noch apathischer und wird zudem unruhig. Behandlung mit verschiedenen Tranquilizern ist ohne Erfolg. 10 Tage lang erhält sie täglich 40 mg Prednison; in dieser Zeit sinkt das Serumcalcium auf 10,6 mg/100 ml und gleichzeitig bessert sich ihr psychischer Zustand. Nach Abschluß des Prednison-Tests fühlt sie sich „wie frisch gebacken". Wegen Verdacht auf HPT wird sie der Medizinischen Klinik zugewiesen. Hier ist die Pat. bei normalen Serumwerten von Calcium und anderen Elektrolyten psychisch völlig unauffällig. Bei Einschränkung der Nierenfunktion stellen wir die Diagnose einer renal-tubulären Acidose mit Nephrocalcinose, wobei die Ursache der Hypercalcämie unklar ist.

Bei dieser Patientin steigert sich mit zunehmender Hypercalcämie die Müdigkeit und Antriebslosigkeit innert 4 Monaten zu einem schweren Zustandsbild mit apathisch-depressiver Grundstimmung, unruhiger Gespanntheit, Inappetenz und Durst. Gleichzeitig mit der Normalisierung des Calciumspiegels heilt auch die schwere neurasthenieforme Wesensänderung, die hier das Ausmaß einer Psychopathie innehatte.

Bei der Untersuchung dieser kleinen Patientengruppe ließen wir uns von dem Gedanken leiten, die psychische Wesensveränderung dieser Hypercalcämieformen mit der Persönlichkeitsstörung beim HPT zu vergleichen. Wie sich zeigt, ist die Wesensänderung in beiden Fällen gleich.

Deshalb dürfte es auch zulässig sein, beide Patientengruppen für die statistische Verarbeitung und die tabellarische Darstellung zu vermischen. Von sämtlichen 60 Pat. hat sich bei 41, das sind 68%, infolge der Hypercalcämie oder des HPT eine deutliche psychische Veränderung vollzogen (Abb. 4).

Diese Veränderung dürfte allein das Produkt der Stoffwechselstörung sein, denn sie stellt sich gleichzeitig mit der somatischen Erkrankung ein. Diese eingreifende psychische Veränderung zeigt sich auch dann ganz eindeutig, wenn man die Persönlichkeit – gemessen an den formalen Kriterien – vor, während und nach der Erkrankung miteinander vergleicht (Abb. 5).

Noch nicht geheilte Patienten wurden eliminiert, weshalb diese Übersicht nur 51 Kranke umfaßt. Noch deutlicher kommt der Heilungserfolg bei einer vereinfach-

Abb. 4

unauffällig
leichte } neurasthenieforme Wesensänderung
schwere
psychotisch

Abb. 5

unauffällig
leichte } Wesensänderung
schwere
psychotisch

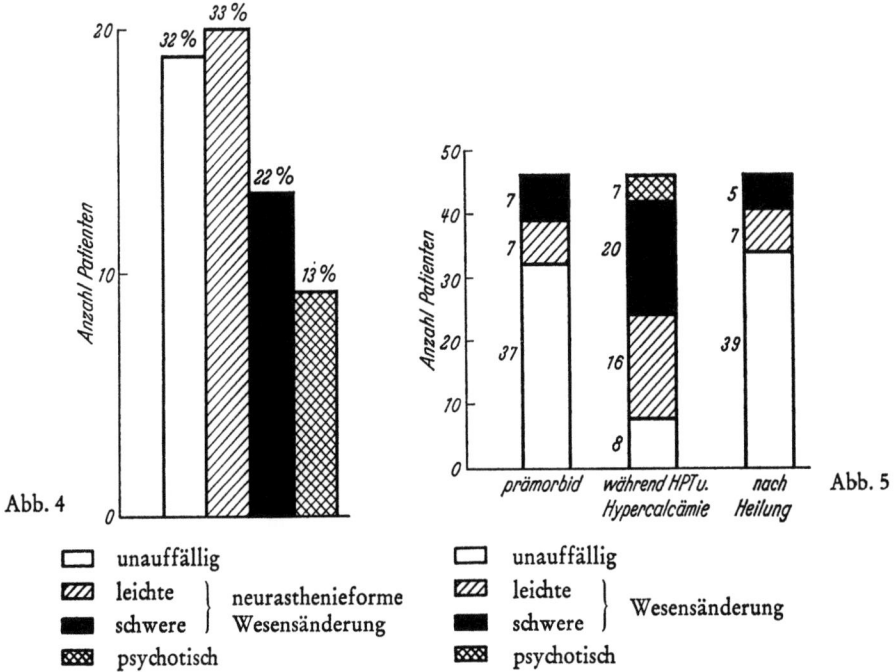

Abb. 4. Verteilung der hypercalcämiebedingten psychischen Veränderung bei 60 Pat.

Abb. 5. Psychischer Zustand vor, während und nach HPT und Hypercalcämie bei 51 Pat. (Nr. 3, 23, 46—49, 52, 54, 57 fehlen)

ten Gegenüberstellung von psychisch auffälligen und unauffälligen Patienten während und nach der Krankheit zum Ausdruck. Der Unterschied dieser beiden Gruppen ist hoch signifikant (Tab. 13).

Tabelle 13. *Psychischer Zustand während HPT und Hypercalcämie und nach Heilung bei 51 Pat. (es fehlen Nr. 3, 23, 46—49, 52, 54, 57), $p < 0{,}0005$*

	während HPT und Hypercalcämie	nach Heilung
psychisch auffällig	43	12
psychisch unauffällig	8	39

IV. Genese der psychopathologischen Phänomene

In diesem Kapitel verarbeiten wir die bisher getrennt dargestellte HPT- und Hypercalcämiegruppe vermischt.

Während der Hypercalcämien sind eine Reihe eindrücklicher psychischer Veränderungen entstanden. Es fragt sich nun: *Welche Faktoren sind bei der Entstehung der Persönlichkeitsänderung im wesentlichen wirksam?*

Bei der Untersuchung dieser Frage unterscheiden wir zwischen somatischen und psychischen Faktoren. *Somatische* Faktoren sind *formal* dafür verantwortlich, daß eine Wesensänderung sich überhaupt ausbildet. Sie sind in diesem Sinn kausal wirksam und können einer quantitativen Analyse unterworfen werden. *Psychische* und lebensgeschichtliche Faktoren können die einmal entstandene Wesensänderung ausgestalten, ihr innerhalb des großen Rahmens psychopathologischer Grundformen ein individuelles Gesicht verleihen. Die Wirksamkeit psychischer Einflüsse ist nur einer qualitativen Betrachtung zugänglich.

1. Die Wirksamkeit somatischer Faktoren (Calcium-Effekt)

Die krankheitsbedingte psychische Veränderung ist weder vom Alter, der Körperkonstitution, früherer körperlicher Belastungsfähigkeit, früheren körperlichen Krankheiten noch von den Blutdruckwerten abhängig. Auch krankheitszugehörige Bedingungen, wie die klinischen Formen des HPT[1] (Tab. 14), oder die Krankheitsdauer

Tabelle 14. *HPT-Formen in Beziehung zu HPT-bedingten psychischen Veränderungen bei 54 Pat.*

Grad der psychischen Veränderung	renal	ossär	gastro-intestinal	akut	andere	Formen des HPT
+			1	4		
●	8	2	1			
⊙	14	2	2		2	
○	14	1			3	

Tabelle 15. *Hypercalcämiebedingte psychische Veränderungen in Beziehung zur Krankheitsdauer bei 60 Pat.*

	< 1 Jahr	1 Jahr	2—4 Jahre	5—10 Jahre	> 10 Jahre
veränderte Patienten	8	4	14	10	5
unveränderte Patienten	1	4	2	6	6

(Tab. 15) sind für die Entstehung der psychischen Veränderung von keiner statistisch nachweisbaren Bedeutung, wenn man davon absieht, daß beim akuten HPT die schwersten seelischen Störungen in Form einer akuten exogenen Psychose zu beobachten sind. Prüft man die Beziehung der psychischen Veränderungen zu den beim HPT wichtigen Stoffen des Blutserums, so zeigt sich: Absinken des organischen Serumphos-

---

[1] DENT (62) unterscheidet zwei Verlaufsformen des HPT: eine schwere, rasch progrediente Form mit Knochensymptomen und eine benigne, langsam fortschreitende mit Nierensteinen. In unserem beschränkten Krankengut konnten wir diese maligne und benigne Verlaufsform, die sich wahrscheinlich auch in den psychischen Veränderungen zeigen dürfte, nicht nachweisen.

phates (Tab. 16) und Anstieg der alkalischen Serumphosphatase (Tab. 17) sind nur oberhalb einer Zufallswahrscheinlichkeit von 5% mit der psychischen Veränderung korreliert, d. h. sie spielen eine geringe Rolle. Dagegen ist Anstieg des Serumcalciums statistisch gesichert (Tab. 18).

Tabelle 16. *Hypercalcämiebedingte psychische Veränderungen in Beziehung zu fallendem Serumphosphatwert bei 56 Pat.*

	über 2,5	2,4—2,0	1,9—1,0	unter 0,9	mg/ml anorganisches Serumphosphat
veränderte Patienten	7	13	16	2	
unveränderte Patienten	4	8	6	0	

Tabelle 17. *Hypercalcämiebedingte psychische Veränderungen in Beziehung zu steigender Serumphosphatase bei 56 Pat. (p > 0,05)*

	unter 4,0	über 4,1	alkal. Serumphosphatase in Bodanski-Einheiten
veränderte Patienten	19	18	
unveränderte Patienten	8	11	

Tabelle 18. *Hypercalcämiebedingte psychische Veränderungen in Beziehung zu steigendem Serumcalciumwert bei 59 Pat. (p < 0,01) (Gruppe IV ist bei der statistischen Berechnung nicht berücksichtigt)*

	I 11,6—12,5	II 12,6—14,5	III 14,6—16,5	IV 16,6—18,0	Gruppe mg/100 ml Serumcalcium
veränderte Patienten	14	12	10	4	
unveränderte Patienten	14	4	1	0	

Die Hypercalcämie ist ein wichtiger Faktor für die Genese der psychischen Alterationen. Das ließ sich schon vermuten aus der Ähnlichkeit der Psychopathologie beim HPT und bei den Hypercalcämien. Wie zeigt sich die Wirksamkeit des Calciums im einzelnen?

a) Mit steigendem Serumcalcium verstärkt sich auch im Durchschnitt die Hypercalcämie-bedingte Wesensänderung. Diese quantitative Beziehung läßt sich in Abb. 6 u. 7 ablesen. Wie aus Abb. 7 ersichtlich ist, überwiegen im Bereich bis 11,5 mg/100 ml Calcium noch die psychisch Unauffälligen; schon bei der nächsten Gruppe (11,6 bis 12,5 mg/100 ml) treten die psychisch leicht Auffälligen in den Vordergrund und in Gruppe III (12,6 – 14,5) sind die psychisch deutlich Auffälligen vom Grad einer Psychopathie relativ am stärksten. In den beiden weiteren Gruppen (bis 18,0 mg pro 100 ml Calcium) schließlich schieben sich die psychotisch Kranken vor, während die psychisch Unauffälligen und die leicht Auffälligen allmählich vollkommen verschwinden. Aus Abb. 6 und 7 ist aber auch ersichtlich, daß die Korrelation von psychischer Veränderung und Hypercalcämie nur eine statistische Gültigkeit hat. Im Einzelfall gibt es erstaunliche Ausnahmen; ein Pat. (Nr. 42) war mit 15,4 mg/100 ml Calcium psychisch unauffällig, und ein 17jähr. Arbeiter, den wir selbst nicht untersuchen konnten, war in den Augen des Internisten mit 21,1 mg/100 ml Serumcalcium psychisch normal [1].

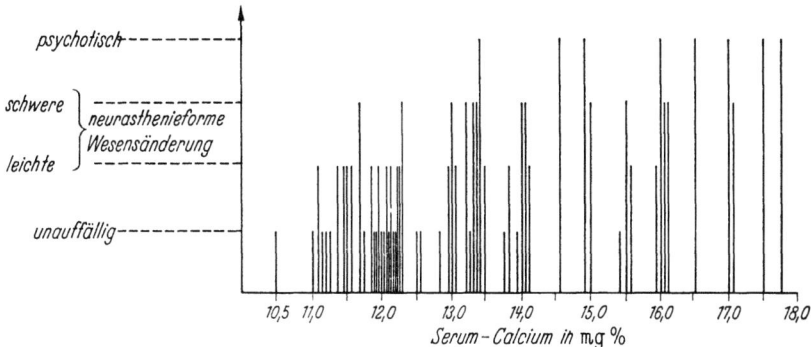

Abb. 6. Grad der hypercalcämiebedingten psychischen Veränderung in Beziehung zum Serumcalciumspiegel bei 59 Pat.

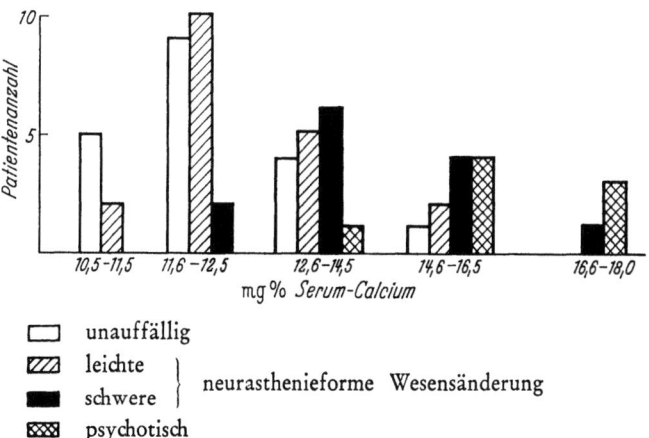

Abb. 7. Grad der hypercalcämiebedingten psychischen Veränderung in Beziehung zum Serumcalciumwert bei 59 Pat.

b) Es besteht nicht nur eine quantitative Beziehung zwischen Schwere der Wesensänderung und Schwere der Hypercalcämie. *Steigen des Calciums ruft auch einen Syndromwandel hervor mit den Stufen: Wohlbefinden — antriebslos-depressives Syndrom — akute exogene Psychose.* Dieser Syndromwandel kann sich verschieden schnell entwickeln; so kann er sich über Jahre oder auch nur über Monate hinziehen. Zwei Beispiele:

Der schon erwähnte 39jähr. Kaufmann (Nr. 52, s. S. 36) leidet etwa 8 Monate lang mit stetig steigenden Serumcalciumwerten zwischen 12 und 15 mg/100 ml unter zunehmender Müdigkeit und Apathie, leichter Depression, Inappetenz und massivem Durst sowie heftigen Kopfschmerzen und kommt mit gastrointestinalen Beschwerden in die Klinik. Hier bildet sich

[1] Mündliche Mitteilung Dr. Haas, Basel.

unter 16,5 mg/100 ml Calcium die akute exogene Psychose aus, die mit sinkenden Serumcalciumwerten (13,8 mg/100 ml) zeitweilig aufhellt.

Bei der ebenfalls schon erwähnten 41jähr. Hausfrau (Nr. 53, s. S. 42) steigern sich innert 2 Jahren verschiedene vegetative und psychische Beschwerden; bei 15,5 mg/100 ml Calcium denkt man zunächst an eine „neurovegetative Polysymptomatik", unter der akuten Hypercalciämiekrise entwickelt sich bei 17,0 mg/100 ml Calcium die akute exogene Psychose.

Entsprechend wird auch der umgekehrte Vorgang beobachtet: *Mit fallendem Serumcalciumwert verschwindet die akute exogene Psychose.* Bei folgendem Fall ist die Hypercalcämie bei HPT noch durch eine Schwangerschaft kompliziert, so daß es vor allem durch die Strapazen der vorhergegangenen Entbindung unter verhältnismäßig niedrigen Hypercalcämiewerten zum akuten exogenen Reaktionstypus kommt.

Die psychisch unauffällige, lebenstüchtige, verheiratete Sekretärin (Nr. 19) erwartet im Alter von 22 Jahren ihr erstes Kind. In ihrem 18. Lebensjahr war eine Hypertonie von 150/80 mm Hg festgestellt worden; seit dem 20. Lebensjahr fällt sie durch abnorm starken Durst auf. Etwa 14 Tage vor dem errechneten Geburtstermin muß sie wegen akutem Abdomen in ein auswärtiges Spital eingeliefert werden; unstillbarer Singultus, ständiges Erbrechen treten hinzu. Wegen Verdacht auf akute Pankreatitis (Serumdiastase 1058 Somogy-Einheiten) wird sie kurz danach am 7. 7. in die Universitäts-Frauenklinik verlegt. Befund: Reduzierter Allgemeinzustand; apathisch-stumpf, teilnahmslos; gespannter, harter Bauch; starker Durst; Hypercalcämie zwischen 14,1 und 14,6 mg/100 ml; anorganisches Phosphat zwischen 0,6 bis 2,0 mg/100 ml, alkalische Phosphatase 5,3—7,5 BE. Diagnose: Akute Pankreatitis bei HPT. Infusionsbehandlung mit Laevulose, Trasylol, Novocain und später calciumfreier Kaliumchloridlösung. Serumdiastase normalisiert sich, Hypercalcämie bleibt bestehen, psychischer Status: Patientin ist orientiert, aber teilnahmslos, leicht somnolent. Am 12. 7. Entbindung. 18 Std später, am 13. 7., Verwirrtheitszustand, sie wird unruhig, reißt die intravenöse Infusion aus der Vene und will „nach Hause gehen". Sedation mit Neuroplegica. Später berichtet die Patientin über diesen Zustand: Sie fühlte sich „durcheinander"; wenn sie die Augen schloß, sah sie ihre sympathische Schwiegermutter vor sich, die ihr Rock und Bluse reichte und sagte: „Komm, zieh Dich an und komm mit nach Hause." Bei offenen Augen drängte sich das Bild der Schwiegermutter nicht auf. Schließlich habe sie dem Drang, nach Hause zu laufen, nachgegeben, deshalb die Infusionsnadel herausgerissen. Die Pat. war in dieser Zeit bei den Schwestern wegen ihrer Aufdringlichkeit und vielen Ansprüche höchst unbeliebt. Seit dem 14. 7. sinkt das Calcium ab, am 15. 7. hat es den Wert von 12,2 mg/100 ml erreicht und bleibt etwa auf diesem Wert konstant. Der psychische Zustand hat sich am 14. 7. normalisiert. 3 Wochen später: Calcium 11,7 mg/100 ml, anorganisches Phosphat und alkalische Phosphatase normal; psychisch unauffällig. Im Rorschachschen Formdeutversuch vom 6. 8. ist lediglich ein HdF auffällig. In den weiteren Monaten ist die Pat. unauffällig. Exstirpation eines Epithelkörperchen-Adenoms am 14. 1. des folgenden Jahres. Rorschach-Befund 1 Woche nach der Operation: Fehlendes HdF, im übrigen gleich wie am 6. 8. des Vorjahres.

Wenn man dem Einzelfall einen genügend großen Spielraum zugesteht, kann man *Hypercalcämie-Grad und psychopathologisches Syndrom in folgender Reihe einander zuordnen:*

9 – 11 mg/100 ml Serumcalcium   psychisch normal
11 – 16 mg/100 ml Serumcalcium   (neurasthenisches) endokrines Psychosyndrom
mehr als 16 mg/100 ml Serumcalcium   akute exogene Psychose

c) Oberhalb des Wertes von 16,0 mg/100 ml Serumcalcium treten fast regelmäßig akute exogene Psychosen auf. Daß bei unserem Krankengut in 3 Fällen schon unterhalb des Wertes von 16 mg/100 ml Calcium eine akut exogene Psychose beobachtet wurde, kann aus einer vorbestehenden Hirnschädigung oder vorhergehender allgemeiner starker Belastung erklärt werden: In einem Fall (Nr. 60) war eine Apoplexie vorhergegangen, im anderen Fall (Nr. 58) handelte es sich um eine 78jähr. Frau mit senilen Veränderungen, im 3. Fall hatte die Patientin (Nr. 19) einen Tag zuvor eine schwere Entbindung hinter sich.

Der *Grad der Hypercalcämie* hat in unserem Krankengut *keinen Einfluß auf die Syndromwahl in akuten exogenen Psychosen*. Das zeigt folgende Aufstellung:

Tabelle 19. *Syndrome der akuten exogenen Psychosen bei Hypercalcämien*

Syndrom der akuten exogenen Psychose		Calciumwert in mg/100 ml
I. Bewußtseinsminderung (Benommenheit)		13,4 (Nr. 60) 17,1 (Nr. 55) 17,7 (Nr. 50)
II. Bewußtseinsverschiebung	1. Delir	16,5 (Nr. 52), 17,0 (Nr. 53), (Nr. 54) 18,7 [1]
	2. einfacher Verwirrungszustand	14,6 (Nr. 19), 14,9 (Nr. 58), 16,0 (Nr. 51)
	3. Halluzinose	17,5 (Nr. 56)

[1] Persönliche Mitteilung Dr. HAAS, Basel: 53jähr. Frau mit HPT.

d) Schwankungen des Calciumspiegels spiegeln sich wider in Schwankungen des Antriebes und der Stimmung. Einzelne Patienten spüren eine Erhöhung des Calciumspiegels deutlich an ihrer Leistungseinbuße.

Der schon erwähnte Akademiker mit Morbus Boeck (Nr. 56) hat einige Wochen lang keine Prednison-Tabletten eingenommen; in dieser Zeit stellt er leichte Müdigkeit, Konzentrationsschwäche und Vergeßlichkeit fest. Längeres Lesen ist zu anstrengend, und das Formulieren einfacher Sachverhalte fällt ihm so schwer, daß er häufig den Duden gebrauchen muß. Bei Kontrolluntersuchung ist der Calciumwert wieder auf 15,0 mg/100 ml angestiegen. Nach weiterer regelmäßiger Einnahme von Prednison normalisiert sich der Calciumwert und zugleich auch das psychische Verhalten.

Die folgende Krankengeschichte illustriert, wie während des HPT und nach Entfernung der Nebenschilddrüsen unter substitutionsbedingter Hypercalcämie die gleichen Persönlichkeitsveränderungen registriert werden:

Die jetzt 49jähr. verheiratete, recht differenzierte Hausfrau (Nr. 38) war früher eine fröhliche, energische, strebsame und harmonische Natur. Vor der Heirat arbeitete sie lange als Chefsekretärin und übernahm auch in der Ehe aus Freude am Beruf noch Buchhaltungsaufgaben. Eine langdauernde Lungen-Tbc im 26. Lebensjahr und eine Nephrolithiasis mit Nephrektomie im 34. Lebensjahr überstand sie ohne Nebenwirkungen. Mindestens seit dem 42. Lebensjahr leidet sie unter erheblichen Nieren-Koliken und Allgemeinbeschwerden, die sich auch nach der Pyelotomie noch verstärken. Allgemeinbeschwerden: Kopfschmerz, Schwindelgefühl, Nausea und Erbrechen, Obstipation; quälender, unstillbarer Durst, Inappetenz mit Gewichtsabnahme, Schlaflosigkeit. Sie ist schwer depressiv, lustlos, gleichgültig und interesselos, müde und apathisch, zieht sich von ihrem großen Bekanntenkreis zurück, weil sie „kein Theater spielen" wolle. Öfters gereizt, verstimmbar, versteht sie sich selbst nicht mehr. Sie klagt über Gedächtnisstörungen. Der Hausarzt fand ein neurasthenisch-depressives Bild mit rezidivierender Pyelitis bei Hypercalcämie von 12,0 mg/100 ml. Mit 46 Jahren wird im Spital ein HPT sichergestellt. Nach beidseitiger subtotaler Thyreoidektomie Calciumsturz auf 6,8 mg pro 100 ml. Nach der Operation fühlt sie sich wie von einer schweren Last befreit, die psychischen Symptome sind wie weggeblasen. In den folgenden Jahren ist eine dauernde perorale Calciumsubstitution notwendig. Serumcalciumwerte schwanken zwischen 9,4 und 12,8 mg pro 100 ml. Die Pat. spürt die Calciumerhöhung regelmäßig an ihrem Befinden: Sie ist dann lustlos, müde, depressiv, zahlreiche vegetative Beschwerden belästigen sie. Mit der Normalisierung des Calciumwertes fühlt sie sich jedes Mal wieder wie umgewandelt: Ihre alte Aktivität erwacht, sie macht lange Wanderungen, lacht wieder, kann sich entspannen. Diese psychischen und vegetativen Erscheinungen sind so deutlich, daß sie ihrem regelmäßig kontrollierenden Hausarzt mit erstaunlicher Treffsicherheit schon vor der Calciumbestimmung eine Hypercalcämie voraussagen kann. Eindrücklich ist auch die verschiedene Reaktionsweise auf äußere Belastungen: Bei Normocalcämie (von 9,5 mg/100 ml) trägt sie die gegenwärtige, bedrohliche Krankheit ihres geliebten Gatten mit Fassung; bei Hypercalcämie (11,5 mg/100 ml) studiert sie dem Tod einer Tante nach, die schon vor längerer Zeit gestorben ist.

Bei dieser psychisch gesunden Frau, die selbst unter schweren körperlichen Krankheiten im früheren Leben keine eigentlichen affektiven Störungen bemerkte, bildet sich unter dem HPT ein depressiv-apathisches Bild vom Ausmaß einer Psychopathie mit Störungen des Antriebs, der Stimmung, der Einzeltriebe und zahlreichen vegetativen Beschwerden sowie amnestischen Symptomen aus. Nach Normalisierung des Serumcalciums erscheint die frühere gesunde Persönlichkeit. Während den durch die Calciumsubstitution gelegentlich bedingten Hypercalcämiezuständen stellt sich gleichzeitig auch wieder das vom HPT bekannte depressiv-antriebslose Syndrom ein.

Bei der zuletzt genannten Patientin stellen sich depressive Verstimmung und Antriebsschwäche auch bei *Hypercalcämie* (bis auf Werte von 8,0 mg/100 ml Calcium) ein. Ebenso ergeht es einer Patientin (Nr. 27) nach Exstirpation eines Epithelkörperchen-Adenoms, die bei hypocalcämischen Werten von 8,6 mg/100 ml unter Müdigkeit und leichter Verstimmbarkeit leidet. Eine weitere Kranke (Nr. 55) spürt schon bei geringster Hypocalcämie von 9,5 mg/100 ml leichte Müdigkeit.

Soweit wir Schwankungen des Calciumspiegels beobachten konnten, können wir feststellen: *Hypo- und Hypercalcämie bedingen innerhalb einer Schwankungsbreite von 8—13 mg/100 ml beim gleichen Patienten ähnliche oder gleiche affektive Alterationen.*

e) Daß die psychischen Veränderungen während des HPT *vornehmlich durch die Hypercalcämie* bedingt sind, zeigt sich in *der Wirkung der medikamentösen Calciumsenkung.*

Bei der schon erwähnten 54jähr. Pat. (Nr. 50) tritt bei 17,7 mg/100 ml eine akute exogene Psychose mit Benommenheit, Orientierungsstörungen, Apathie und Depression auf. Unter Infusions-Therapie sinkt das Calcium auf 14,0 mg/100 ml, gleichzeitig wird die Frau bewußtseinsklar, zeigt sich orientiert, sie ist weniger müde und depressiv. Ebenfalls schon beschrieben wurde der 39jähr. Kaufmann (Nr. 52, s. S. 36) mit akutem Delir, das gleichzeitig mit Absinken des Calciumspiegels auf 13,0 mg/100 ml (durch Peritonealdialyse) wieder verschwand.

Bei diesen Patienten *geht die übermäßige Hormonproduktion weiter,* während der Calciumspiegel gesenkt wird. Man kann daraus schließen, daß die *Hypercalcämie,* nicht aber das *Parathormon* für die psychische Veränderung verantwortlich ist.

Wir haben in Tab. 1 neben dem Serumcalcium auch die Werte für das *ionisierte Calcium* (nach McLean) bestimmt und in einigen Fällen auch das ultrafiltrierbare Calcium mit aufgeführt. Man kann diese beiden Größen mit dem Grad der psychischen Veränderung ebenfalls in Beziehung setzen. Es hat sich dabei gezeigt, daß *ionisiertes Calcium und einfacher Calciumwert in ihrer Wirkung parallel gehen.* Soweit sich das aus der kleinen Zahl beurteilen läßt, hat das ultrafiltrierbare Calcium im Vergleich zum einfachen Calciumwert ebenfalls keine besondere Wirkung.

Keine deutliche Beziehung zur Hypercalcämie weist das amnestische Psychosyndrom auf. Da sich an die Ausbildung des amnestischen Psychosyndroms (s. Tab. 1 und 10) wichtige Überlegungen im Hinblick auf die Art einer cerebralen Störung knüpfen können, führen wir die Patienten mit mnestischen Störungen nochmals gesondert auf (Tab. 20).

Tabelle 20. *Amnestisches Psychosyndrom bei HPT und Hypercalcämie*

deutlich bis schwer	8	(Nr. 33, 50, 51, 53, 54, 55, 56, 58)
leicht	7	(Nr. 8, 10, 22, 25, 38, 39, 45)

Bei der genaueren Betrachtung der 15 mnestisch Gestörten — das sind nur 25% des Gesamtkrankengutes — läßt sich folgendes erkennen:

1. Die *schweren mnestischen* Veränderungen kommen sämtlich bei Kranken mit akut exogener Psychose vor. Einzige Ausnahme (Nr. 33) ist eine Frau, die vor dem HPT eine schwere Meningeomoperation durchmachte, so daß in diesem Fall eine vorgängige Hirnschädigung bestand (s. S. 39).

2. Mit *leichten mnestischen* Störungen bleiben noch 7 Fälle übrig, das sind 12% des Gesamtkrankengutes. Diese 7 Pat. fallen weder durch Besonderheiten in der prämorbiden Persönlichkeit oder bestimmte Altersverteilung noch durch Hypercalcämie eines bestimmten Wertes auf. Daß das bei diesen Patienten regelmäßig vorhandene apathisch-depressive Zustandsbild die mnestischen Störungen mit beeinflussen sollte, erscheint möglich, doch entsteht dann die Frage, warum bei weiteren 28 Pat. mit dem gleichen depressiv-apathischen Bild keine mnestischen Störungen zu beobachten waren. Auch die Krankheitsdauer ist bei diesen 7 Pat. mit einem Durchschnitt von etwa 5,5 Jahren nicht länger als bei sämtlichen 54 HPT-Kranken mit einer durchschnittlichen Dauer von etwa 6 Jahren.

2. Der Einfluß der Persönlichkeit auf die psychopathologische Symptomatik

a) Bei anderen Endokrinopathien, etwa bei der Hyperthyreose, wird die Möglichkeit einer *Psychogenese* diskutiert (26), ohne daß allerdings dort psychogene Ursachen allein für die Krankheitsentstehung maßgebend sind. Der Begriff Psychogenese wird dabei so aufgefaßt, daß ein bestimmter psychischer Konflikt oder eine langdauernde psychische Fehlentwicklung und Fehlhaltung die endokrine Störung allein oder im wesentlichen ursächlich bedingen kann. Obwohl wir unsere Patienten auch im Hinblick auf eine Neurosengenese gründlich psychiatrisch untersuchten, konnten wir *keinen Anhaltspunkt* dafür finden, daß der *HPT unserer Kranken psychogenetisch verständlich* wäre oder aus einer umschriebenen psychischen Störung abgeleitet werden könnte. Gegen eine psychogenetische Erklärung der Entstehung des HPT spricht auch, daß ein wesentlicher Teil der HPT-bedingten psychischen Symptome sich bei unseren 7 Pat. mit neurotischer oder neurotisch-psychopathischer Entwicklung (Nr. 2, 3, 6, 12, 20, 29, 49) nach der operativen Entfernung des Epithelkörperchen-Adenoms dauerhaft besserte. Gerade diese dauerhafte Besserung einer Persönlichkeitsstörung nach einem operativen Eingriff oder einer medikamentösen Maßnahme findet man bei solchen

Neurotikern sonst nicht, deren somatische Symptome als Ausdruck einer Persönlichkeitsstörung gewertet werden und deren Krankheit man deshalb als „psychosomatische" Störung bezeichnet.

b) Wie stark die *prämorbide Persönlichkeit die psychopathologischen Symptome gestaltet oder mitgestaltet*, ist eine andere Frage als die nach der Psychogenese. Der gestaltende Einfluß der prämorbiden Persönlichkeit wirkt sich auf die psychopathologische Symptomatik ganz verschieden aus.

So wird die *Form der affektiven Veränderungen*, nämlich die von Stimmung und Antrieb, *kaum* durch die Persönlichkeitsstruktur berührt; denn es bilden sich überwiegend *depressiv-apathische* Zustandsbilder aus, während hyperaktiv-euphorische Formen vollkommen fehlen. Auch bei solchen Kranken, die vor ihrer Krankheit aktive und heitere Naturen waren, beobachteten wir diese einförmige Veränderung.

Eine 51jähr. einsatzfreudige und organisationsbegabte Fürsorgerin (Nr. 8) in leitender Position wird im letzten Jahr des HPT zunehmend passiv, läßt die Dinge treiben, fühlt sich willensschwach; die tägliche Arbeitsroutine bedeutet ihr eine große Anstrengung. Nach der operativen Heilung ist die Frau wie verwandelt und zeigt ihr von früher her bekanntes Wesen wieder.

Ebenso ergeht es einer gleichaltrigen Buchhalterin und Sekretärin (Nr. 27), die früher mit Freude und Energie in ihrem Beruf gearbeitet hat, die aber während des HPT unter erheblicher Leistungseinschränkung wegen ihrer Lethargie und Interesselosigkeit leidet.

Bei einer sonst lebhaften und rüstigen 60jähr. Hausfrau (Nr. 43), die einen großen Haushalt zu bewältigen hat und daneben noch im Geschäft ihres Gatten mithilft, nimmt die Apathie sogar solche Ausmaße an, daß die Patientin arbeitsunfähig wird und deshalb internistisch hospitalisiert werden muß. Auch bei ihr heilt die Wesensveränderung rasch nach der operativen Adenomexstirpation.

Zur Illustration verweisen wir außerdem auf die schon dargestellten Patienten [Nr. 4 (S. 32), 22 (S. 33), 38 (S. 51), 39 (S. 57) und 45 (S. 30)].

c) Wenn auch die Form der Affektstörung im wesentlichen unabhängig von psychischen Einflüssen ist, *so prägt doch die prämorbide Persönlichkeit emotionell überbetonte Vorstellungen*, wie das bei symptomatischen Depressionen verschiedener Art bekannt ist *(122).*

Bei der Kindergärtnerin (Nr. 22, S. 32) werden in ihrer Niedergedrücktheit und Antriebslähmung schwere Konzentrationslager- und Verfolgungserlebnisse aus ihrer Kindheit in Träumen und Phantasien wieder wach. Sie wird durch schreckliche Angstträume aus der Nazizeit gequält, wodurch die depressive Stimmung sich noch verstärkt.

Anders der 39jähr. Kaufmann (Nr. 52, S. 36), der prämorbid hochgradig mißtrauisch ist und bücherdicke detaillierte Aufzeichnungen über seine langjährigen medizinischen Untersuchungen mit sich herumträgt, um gegen ärztliche Fehler gefeit zu sein. Sein Mißtrauen drückt sich in der Psychose vom Typ des akuten exogenen Reaktionstyps in paranoiden Ideen aus: Er glaubt, man wolle ihn durch Infusionen umbringen und fürchtet wahnhaft, vom Staatsanwalt verfolgt zu werden.

d) Einen ähnlichen Vorgang wie in der beschriebenen persönlichen Tönung der Affektstörung beobachten wir, wenn *prämorbid weniger auffallende Charakterzüge während des HPT verstärkt und hervorgehoben werden.*

Eine 61jähr. Hausfrau (Nr. 10) ist früher ein wenig mißtrauisch und kontaktlos gewesen. Während der Krankheit steigert sich das Mißtrauen zur Bestehlungsangst: Sie glaubt, die

Nachbarn würden Kohlen aus ihrem Keller holen, ängstlich verschließt sie ihre Kleiderschränke und versteckt die Schlüssel sorgfältig.

Oder eine seit Kindheit unausgeglichene, innerlich unruhige und fahrige Fabrikarbeiterin (Nr. 29) zerstreitet sich während des HPT vollkommen mit ihrem faulen Ehemann, bis sie sich schließlich scheiden läßt. Diese Frau litt schon früher unter einer Neurose, deren Züge während des HPT noch akzentuiert werden, abgesehen davon, daß auch sie das typisch depressiv-apathische Bild bietet.

e) In der *Einstellung zur Krankheit* und in der *Verarbeitung des Leidens* spiegelt sich Charakter und Persönlichkeit der Kranken ebenfalls wider. Die Stellungnahme zur Krankheit wird wesentlich geformt durch die allgemeine Lebenseinstellung. Als Beispiel mögen zwei polar entgegengesetzte Persönlichkeitstypen gelten.

Die in gutbürgerlichen Verhältnissen streng erzogene Bankiersgattin (Nr. 45, S. 30) kontrolliert sich von jeher strikt und kann ihre Gefühle spontan kaum äußern. Obwohl sie während des HPT schwer unter Lethargie und depressiven Gedanken leidet, bezwingt sie sich mit Härte, erledigt trotz Schlappheit ihre hausfraulichen Pflichten und unterdrückt ihre depressiven Stimmungen.

Das Gegenstück ist der von jeher weiche, gefühlsbetonte, verstimmbare und wenig disziplinierte Kaufmann (Nr. 12, S. 34), der während des HPT anfallsweise auftretenden Triebzuständen widerstandslos nachgibt: Er feiert ausschweifende Orgien, zerschlägt in wilder Zerstörungswut Möbel und irrt ziellos mit dem Auto durch das Land. Bei ihm handelt es sich prämorbid um eine neurotisch-psychopathische Entwicklung, die seine Triebausbrüche wesentlich bedingen dürfte.

Auch bei kurzen psychotischen Episoden des akuten exogenen Reaktionstyps bildet sich in der Einstellung zur Krankheit die Persönlichkeit ab.

Die 80jähr. Witwe und frühere Buchhalterin (Nr. 58, S. 44), deren starke Seite in gesunden Tagen unter anderem ihre pedantische Ordnungsliebe ist, hat während des Verwirrtheitszustandes Gewissensbisse, weil sie die Orthographie nicht mehr recht beherrscht; sie leidet außerdem unter ihrer mangelnden Selbstkontrolle.

Ähnlich ergeht es dem Akademiker (Nr. 56, S. 44), dessen Gewissenhaftigkeit ihm im akuten exogenen Reaktionstyp den Gedanken diktiert: „Was soll nur aus meiner Familie werden, wenn ich sterbe."

V. Die Psychopathologie des HPT in Beziehung zu anderen psychiatrischen Erkrankungen

1. Wie wirken sich andere Endokrinopathien und Hirnkrankheiten psychisch aus?

Sieben unserer Patienten litten vor dem HPT an einer zentralnervösen oder endokrinen Krankheit. Das Studium ihrer Auswirkung auf die Psyche interessiert uns deshalb, weil sich daraus über Besonderheiten HPT-bedingter psychischer Störungen möglicherweise Schlüsse ziehen lassen könnten.

Zwei Kranke (Nr. 51, 55) mit endokrin inaktivem Kropf sind psychisch während des Kropfleidens erwartungsgemäß nicht verändert.

Zwei weitere Patienten (es sind Geschwister) mit einem *Hirntumor* (Nr. 33 und Nr. 46) zeigen schwere psychische Veränderungen vom Ausmaß einer Psychopathie vor der operativen Meningiomexstirpation. Beide leiden unter einem amnestischen Psychosyndrom und einem hirnlokalen Psychosyndrom, das in einem Fall in apathischer Stumpfheit (Nr. 46), im anderen Fall in reizbarer aggressiver Verstimmbarkeit besteht. Wie aus Tabelle 1 ersichtlich, ist Pat. Nr. 46 während des HPT psychisch unauffällig, wogegen bei Pat. Nr. 33 die durch den Hirntumor bedingten psychischen Auffälligkeiten denen beim HPT dem Grade nach gleichen.

Drei Kranke, die unter dem HPT psychisch *unauffällig* waren, lassen während *anderer endokriner Störungen* deutliche psychische Veränderungen erkennen. Die von STOLL (*214*) ausführlich beschriebene „Patientin Anna" (Nr. 23) ist während des *M. Cushing* seelisch erheblich auffällig. Neben Affektlabilität, depressiven Phasen mit Unrast und sexueller Triebschwäche werden bei ihr auch Elementarhalluzinationen beobachtet. Diese Veränderungen bessern sich deutlich nach Hypophysenbestrahlung. Die 21jähr. Sekretärin (Nr. 15) leidet während ihrer *Hyperthyreose* neben den typischen somatischen Symptomen unter innerer Unruhe, Spannung und Einbuße der geistigen Leistungsfähigkeit; das bessert sich sofort nach operativer und medikamentöser Behandlung des M. Basedow. Ein 14jähr. Knabe mit *Klinefelter-Syndrom* (Nr. 3) wirkt apathisch, antriebslos und zeigt bei der psychiatrischen Untersuchung eine affektiv bedingte Pseudodebilität; diese Störungen bessern sich im Laufe der Jahre.

Auf Grund der Beobachtung an diesem kleinen Krankengut läßt sich sagen: *Das Psychosyndrom bei Hirntumoren* und bei *endokrinen Störungen der Schilddrüse, des Hypophysenvorderlappens und der männlichen Keimdrüsen ist bei den gleichen Kranken stärker ausgeprägt als das durch den HPT verursachte Psychosyndrom*, wobei die Form der psychischen Störung die gleiche ist. Sie besteht in Veränderung der Stimmung, des Antriebs, der Einzeltriebe und in mnestischen Störungen.

2. Die Beziehung zu Neurosen und endogenen Geistesstörungen

Unter den 54 HPT-Kranken befinden sich zehn Patienten mit Neurosen oder neurotisch-psychopathischen Entwicklungen und zwei Kranke mit endogenen Geisteskrankheiten.

a) Kranke mit *neurotischen Störungen* sind während des HPT sozial schwerer auffällig als sonst.

So etwa wird die 18jähr. Kindergärtnerin (Nr. 5), die prämorbid einem belastenden Familienkonflikt ausgesetzt ist und unter dysphorischen Verstimmungen leidet, während des HPT in ihrem Beruf weniger leistungsfähig. Zeitweilig kann sie nicht mehr arbeiten.

Der Grund für die größere psychische Auffälligkeit der Neurotiker ist aber nicht darin zu sehen, daß der HPT die neurotischen Symptome verstärkt. Die genauere psychopathologische Analyse zeigt etwas anderes: *Neurotische Störungen und HPT-bedingte psychische Veränderungen sind weitgehend voneinander unabhängig.*

Neben die prämorbid schon bestehenden neurotischen Erscheinungen treten nun noch die HPT-bedingten psychischen Veränderungen. Die nochmalige Betrachtung des oben erwähnten Falles läßt das erkennen:

Prämorbid leidet das junge Mädchen (Nr. 5) unter Bauchkrämpfen immer dann, wenn sie in Auseinandersetzungen mit ihrem Vater verwickelt wird; später gesellen sich allgemeine Entschlußunfähigkeit, Ambivalenz und Launenhaftigkeit hinzu. Ganz verschieden von diesen neurotischen Störungen sind die HPT-bedingten Veränderungen: ausgeprägte Schlappheit, Antriebslosigkeit und depressive Verstimmungen. Nach der geglückten Entfernung eines Epithelkörperchen-Adenoms verschwinden denn auch die Antriebs- und Stimmungsveränderungen, während die von früher her bekannten neurotischen Symptome wieder allein vorhanden sind.

Die gleiche weitgehende Unabhängigkeit der neurotischen und HPT-bedingten Symptome finden wir auch bei unseren anderen neun Kranken mit neurotischer und neurotisch-psychopathischer Entwicklung oder mit neuroseähnlicher Symptomatik (Nr. 2, 3, 6, 12, 17, 18, 20, 29, 49). Die neurotischen Störungen wie Gehemmtheit, Selbstunsicherheit, Ängstlichkeit, hypochondrische Klagen, Affektverdrängung, Eifersucht und Infantilität bleiben unverändert bestehen oder werden gelegentlich in geringem Grade verstärkt, während solche Symptome wie apathische Lustlosigkeit, matte Gleichgültigkeit, Antriebsschwäche und Triebausbrüche nur im Zusammenhang mit dem HPT *neben* den Neurosesymptomen auftauchen und nach Heilung des HPT wieder verschwinden. Dabei kann es natürlich vorkommen, daß eines der Syndrome das andere mehr in den Hintergrund drängt. Etwa übertönen Apathie und Lustlosigkeit während des HPT die prämorbid bekannte Selbstunsicherheit und Unselbständigkeit bei Patientin Nr. 18.

b) Bei den Kranken mit *endogenen Geistesstörungen* handelt es sich um einen *schizophrenen Residualzustand* bei wellenförmig verlaufender, depressiver Katatonie (Nr. 32) und um eine depressive Kümmerentwicklung mit periodischen *endogen-depressiven Phasen* (Nr. 36). Beide Patienten fallen während des HPT psychisch nicht mehr auf als sonst, und ihr psychischer Zustand verändert sich auch nicht nach der erfolgreichen Adenomentfernung. Dagegen treten in beiden Fällen ganz unabhängig vom Verlauf des HPT vor und nach der Nebenschilddrüsenoperation wieder depressive bzw. katatone Exacerbationen auf. Der HPT beeinflußt den Verlauf dieser endogenen Krankheiten nicht.

D. Diskussion. Einordnung der Psychopathologie des HPT und der Calciumstoffwechselstörungen

I. Einordnung in die klinische Psychiatrie

1. Wie häufig sind psychische Veränderungen beim HPT?

In der internistischen und chirurgischen Literatur schwanken die Angaben zwischen wenigen Prozenten bis zur Hälfte des Patientengutes, wobei die Übersichtsstatistiken weit geringere Werte angeben, als sich aus dem Studium der Einzelkasuistiken ergibt. Wenn weder STERZ (*212*) in seiner „Psychiatrie und innere Sekretion" (1919) noch EWALD (*68*) im Beitrag zum Bumkeschen Handbuch über „Psychosen bei Allgemeinleiden" (1928) psychopathologische Befunde beim HPT erwähnen und wenn in der neueren psychiatrischen Literatur nur über vereinzelte psychiatrische Untersuchungen berichtet wird, so bestätigt sich damit ein Satz der allgemeinen endokrinologischen Psychiatrie: *Psychische Störungen beim HPT sind zwar häufig, aber nur selten finden sie sich im Patientengut des Psychiaters.* Auch unter unseren 54 Kranken kam nur 1 Pat. wegen seiner psychischen Auffälligkeit in die psychiatrische Klinik, wobei in seinem Fall die arteriosklerotisch bedingte psychische Störung die HPT-bedingte überwog.

Aussagen über die Häufigkeit psychopathologischer Symptome werden immer von der Untersuchungsmethode abhängen; entscheidend sind dabei die Auswahl des Krankengutes, die Genauigkeit der psychiatrischen Exploration und Anamnesetechnik, die Strenge des Maßstabes, was man als psychische Störung ansieht, und die Art, wie man psychische Störungen einteilt.

Unsere Resultate gewannen wir an einem in psychiatrischer Hinsicht auswahlfreien Krankengut; die Genauigkeit entspricht einer ambulanten forensisch-psychiatrischen Untersuchung mit verschiedenen mehrstündigen Besprechungen und mit Befragung von Drittpersonen; als Abgrenzung der psychischen Störung gegenüber der psychischen Unauffälligkeit wird eine im Zusammenhang mit dem HPT aufgetretene, sich im Vergleich zur früheren Persönlichkeit deutlich abhebende Auffälligkeit angesehen; die Unterteilung der psychischen Störungen in 4 Stufen richtet sich nach dem Grad der psychosozialen Auffälligkeit weitgehend unabhängig von psychopathologischen Begriffen.

Legt man diese vier methodischen Kriterien zugrunde, so läßt sich das Ergebnis unserer Untersuchungen nur annäherungsweise mit den Resultaten anderer Untersucher vergleichen.

Bei unserer Untersuchung zeigten $^2/_3$ der Kranken (67%) in Verbindung mit dem HPT eine psychische Störung; als psychische Veränderung haben wir dabei die triebhaften, affektiven, mnestischen und akut exogenen Störungen angesehen [1]. Schwerere und schwerste psychische Störungen fanden wir bei $^1/_3$ (30%) der Kranken. Somit läßt sich die durch den HPT bedingte psychische Veränderung unserer Kranken nach einem groben Schema wie folgt verteilen:

$^1/_3$ psychisch unauffällig,
$^1/_3$ psychisch leicht auffällig,
$^1/_3$ schwerer und schwerst auffällig.

In weitgehend unausgelesenen nichtpsychiatrischen Einzelkasuistiken (416 Fälle) der Literatur fanden wir etwa bei der Hälfte der Kranken (47%) psychische Störungen vermerkt. Vergleicht man unsere Untersuchungen mit den allgemeinen, sich aus der Literatur ergebenden Erfahrungen, so *kann man in der Hälfte bis Zweidritteln aller Patienten beim HPT psychische Störungen erwarten.*

Bei diesen psychischen Störungen handelt es sich immer um *Begleiterscheinungen* des körperlichen Leidens. Die psychopathologischen Erscheinungen dominieren auch in den schweren Fällen vom Ausmaß einer Psychose deshalb nur selten, weil meist vegetativ-funktionelle Veränderungen wie Anorexie, Übelkeit, Erbrechen oder Kopfschmerz das Bild beherrschen. Immerhin zählen COPE (53) und KEYNES (121) in ihrer chirurgischen Statistik über 460 Fälle *plötzlich aufgetretene, unerklärliche Persönlichkeits- und Verhaltensstörungen bei 3% der Kranken zu den diagnostischen Schlüsselsymptomen.* Selten einmal stellen die psychischen Störungen nach WERNLY (228) die einzige klinisch faßbare Erscheinung dar.

2. Wie ordnen sich die psychischen Veränderungen psychopathologisch ein?

„Der Mannigfaltigkeit der Grunderkrankungen steht eine große Gleichförmigkeit der Bilder gegenüber." Diesen Satz BONHOEFFERs aus seiner Abhandlung über die akuten exogenen Psychosen im Aschaffenburgschen Handbuch (1912) (34) muß man für

---

[1] Berücksichtigt man die isoliert aufgetretenen Triebstörungen (Durst und Appetitlosigkeit) auch mit, so sind $^3/_4$ der Kranken (77%) psychisch verändert gewesen.

die Psychopathologie des HPT umkehren: *Die einheitliche endokrine Grundkrankheit läßt eine Vielfalt psychischer Bilder entstehen,* denen ebenfalls die Vielzahl somatischer Bilder beim HPT entspricht.

Wenn bei einer körperlichen Grundkrankheit ganz verschiedenartige psychische Bilder erscheinen, so läßt sich vermuten, daß das psychopathologische Erscheinungsbild für diese Krankheit uncharakteristisch ist; diese Vermutung wird sich im einzelnen später auch für den HPT belegen lassen. *Die verschiedenen psychopathologischen Erscheinungsbilder sind in bezug auf die zugrunde liegende Endokrinopathie weitgehend unspezifisch.*

Diese beiden Grundsätze sind in der endokrinologisch-psychiatrischen Forschung der Zürcher Schule immer wieder bestätigt worden. Aus diesen Grundsätzen ergibt sich auch, daß die Zuordnung spezifischer psychopathologischer Bilder zu bestimmten zugrunde liegenden körperlichen Krankheiten und Verlaufsformen nicht möglich ist — etwa, daß der Stammhirn- oder der Stirnhirnläsion, der Hypophysenvorderlappeninsuffizienz oder dem HPT ein jeweils verschiedenes psychopathologisches Bild entspräche.

Dem früher gebräuchlichen Begriff der *Krankheitseinheit*, wobei psychopathologisches Erscheinungsbild, somatische Noxe — hier das Parathormon — und Verlauf für eine bestimmte Krankheit einheitlich und spezifisch sind, lassen sich unsere Befunde nicht unterordnen. Statt dessen gliedern wir die psychischen Veränderungen nach Zustandsbildern, deren Ordnung die von M. BLEULER (25) konzipierte Lehre von den *Grundformen psychischen Krankseins* zugrunde liegt.

Unsere psychopathologischen Befunde lassen sich folgenden Grundformen zuordnen: dem endokrinen Psychosyndrom, dem akuten exogenen Reaktionstyp und dem psychoorganischen Syndrom im engeren Sinne von E. BLEULER. Wir besprechen die drei Grundformen in der Reihenfolge ihrer Bedeutung und Häufigkeit bei unseren Befunden.

Das *endokrine Psychosyndrom* (M. BLEULER) ist definiert durch Veränderungen des Antriebs, der Stimmung und der elementaren Einzeltriebe, wobei diese Veränderungen in zeitlichem und genetischem Zusammenhang mit endokrinen Störungen stehen und das Ausmaß einer leichteren oder schwereren Wesensveränderung, niemals aber das einer eigentlichen Geisteskrankheit haben (26, 28, 125). Beim primären Hyperparathyreoidismus kennzeichnet sich die Wesensveränderung durch folgende Züge: Schlappheit, Müdigkeit und Antriebslosigkeit können bis zur Arbeitsunfähigkeit gehen; die depressive Grundstimmung mit allgemeiner Lustlosigkeit und Abstumpfung der Interessen und seltenerer Suicidgefährdung hat häufig einen dysphorischen Einschlag mit gespannter Reizbarkeit, so daß die Patienten den nächsten Angehörigen zur Last fallen; selten treten abrupte, explosive Verstimmungen und nur in einem Fall triebhafte Drangzustände auf; als Störungen der elementaren Einzeltriebe erscheinen extremer Durst[1] und Appetitlosigkeit, seltener Schlaflosigkeit. Die geschil-

---

[1] Der Einwand wird oft erhoben, beim gesteigerten Durst handele es sich doch kaum um eine psychische, vielmehr um eine körperlich-vegetative Funktionsstörung, die auch bei ganz anderen Krankheiten des Mineralstoffwechsels auftrete. Dazu ist zu erklären: Wenn wir hier von Durst sprechen, so meinen wir das als psychischen Akt sich zeigende Durstgefühl, das Bedürfnis zu trinken, das ebenso wie die Psychosexualität oder das Bedürfnis nach Schlaf ein triebhafter seelischer Akt ist und das sich begrifflich scharf unterscheidet von der physiologischen Funktionsstörung.

derte neurasthenieforme Wesensveränderung kann leichter oder schwerer sein; den Grad der Wesensveränderung klassifizieren wir im Sinne unserer Einteilung als „psychisch auffällig im Normbereich" oder als „auffällig vom Ausmaß einer Psychopathie". Demnach läßt sich die Wesensveränderung in unserem Krankengut bei 31 Pat. beobachten. Sie *verläuft* meist schleichend und dauert jahrelang. In den seltenen Fällen mit rasch sich verstärkender Symptomatik geht die Wesensveränderung unter den Anzeichen einer akuten parathyreotoxischen Krise in eine akute exogene Psychose über, die immer antriebslos-depressiv gefärbt ist. Ebenso wie der akute exogene Reaktionstyp und das psychoorganische Syndrom ist das endokrine Psychosyndrom vollkommen *reversibel*. Auch bei jahrzehntelangem Verlauf stellt sich kein psychisches Residualsyndrom und kein Defekt ein.

Die Wesensveränderung ist *unmittelbar durch die Stoffwechselveränderung* bedingt, *nicht aber reaktiv* — etwa durch jahrelange Nierenkoliken. Das geht daraus hervor, daß die Wesensveränderung nach der erfolgreichen Operation trotz weiterhin andauernder Nierenkoliken rasch verschwindet.

Das endokrine Psychosyndrom ist in bezug auf die Hormonstörung wenig spezifisch: depressiv-antriebslose Zustände und Triebstörungen wie Durst und Appetitlosigkeit findet man auch bei anderen Endokrinopathien. Die Verbindung von Depression und Durst lediglich kann das endokrine Psychosyndrom besonders kennzeichnen.

Das von uns als endokrines Psychosyndrom umschriebene Zustandsbild erscheint in der Literatur unter anderen Namen als neurasthenisches Syndrom, emotionell-hyperaesthetischer Schwächezustand, „neurotische" Persönlichkeitsstörung, „pseudoneurotisches" Psychosyndrom oder depressiv-asthenisches Bild; alle diese Begriffe deuten auf Verschiebungen der Affektivität hin, wie sie der Begriff des endokrinen Psychosyndroms umfaßt.

Psychosen vom akuten exogenen Reaktionstyp (BONHOEFFER) bieten die klassischen Symptome mit Somnolenz, die sich bis zum Koma steigern kann, gedanklicher Verwirrtheit, paranoid-halluzinatorischen und deliriösen Bildern. M. BLEULER (*30*) hat jüngst für die natürliche Ordnung der Syndrome des akuten exogenen Reaktionstyps eine Aufteilung in *drei Syndromreihen* vorgeschlagen: Zustände verminderten Bewußtseins (etwa Somnolenz), Zustände veränderten Bewußtseins (etwa Delir oder Dämmerzustand) und solche einer Orientierung psychischen Lebens auf primitivere Stufe (etwa Korsakow-Syndrom). Der akute exogene Reaktionstyp beim HPT und anderen Hypercalcämieformen umfaßt ausschließlich die Zustände verminderten und veränderten Bewußtseins. Möglicherweise lassen sich Bewußtseinsminderungen relativ höheren Hypercalcämiewerten und Bewußtseinsveränderungen relativ niedrigeren Hypercalcämiewerten zuordnen, wie wir an Hand von 57 aus der Literatur zusammengestellten Einzelfällen vermuten. In unserem kleineren Krankengut von 7 Fällen können wir diese Zuordnung nicht finden.

Vom Erscheinungsbild des akuten exogenen Reaktionstyps läßt sich weder auf die spezielle Hormonstörung noch auf eine endokrine Gleichgewichtsstörungen überhaupt noch auf eine Mineralstoffwechselstörung schließen; das Bild des akuten exogenen Reaktionstyps ist im Hinblick auf die zugrunde liegende pathophysiologische Veränderung uncharakteristisch und könnte ebensogut auch bei einem Fieberdelir erscheinen. Akute exogene Psychosen gehen bei unserem Krankengut — und soweit ersichtlich auch in der Literatur — immer einher mit akuten parathyreotoxischen Krisen. Die Symptome des akuten exogenen Reaktionstyps entstehen innerhalb von

Tagen und verschwinden innerhalb von Stunden nach erfolgreicher Adenomentfernung.

Schwere Depressionen mit hochgradiger Antriebsschwäche vom Ausmaß einer Psychose nehmen insofern eine Sonderstellung ein, als sie mit ihrer Affektivitätsstörung dem endokrinen Psychosyndrom unterzuordnen wären, jedoch den Grad der Wesensveränderung überschritten haben. Sie weisen andererseits Beziehungen zum akuten exogenen Reaktionstyp auf, weil sie wie die akut exogenen Psychosen mit hohen Hypercalcämiewerten verbunden sind.

Das psychoorganische Syndrom (im engeren Sinne von E. BLEULER) mit Einschränkung der Merkfähigkeit, des Frischgedächtnisses und der Auffassung sowie Affektlabilität spielt deshalb eine unbedeutende Rolle, weil es — immer gepaart mit dem endokrinen Psychosyndrom — durchweg hinter dessen Symptomen zurücktritt.

3. Die Persönlichkeit in Beziehung zur Psychopathologie des HPT

Der *krankheitsgestaltende Einfluß der Persönlichkeit* auf das psychopathologische Bild ist nicht nur bei den endokrin bedingten Affektstörungen (*27, 124*), sondern etwa auch bei symptomatischen Depressionen verschiedener Genese (*122*) und Schizophrenie (*28*) hervorgehoben worden. Daß die Persönlichkeit und ihre lebensgeschichtliche Entwicklung das psychische Krankheitsbild prägt, gehört heute zum psychiatrischen Allgemeinwissen und müßte hier nicht aufs neue hervorgehoben werden. Hervorheben wollen wir nur, *in welcher Art die prämorbide Persönlichkeit sich im Krankheitsbild ausdrückt.*

Bei der Wesensveränderung im Rahmen des endokrinen Psychosyndroms läßt sich die individuelle Prägung am besten ablesen. Wir haben bei den Affektstörungen des endokrinen Psychosyndroms zwischen *allgemeiner Form und individuellem Inhalt* zu unterscheiden. Im Gegensatz zu anderen Endokrinopathien — etwa der glandulärcystischen Hyperplasie (*19*), der Hypophysenvorderlappeninsuffizienz (*124*) oder oestrogenbehandelten Männern (*169*) — ist beim HPT der Einfluß der Persönlichkeit auf die Form der Affektstörung gering. Die affektive Veränderung besteht überwiegend in dem gleichförmigen, depressiv-antriebslosen Zustandsbild, das sich auch bei ganz verschieden gearteten Persönlichkeiten durchsetzt. Andere Endokrinopathien hingegen können diametral entgegengesetzte Affektstörungen aufweisen (*19, 27, 169*). Dort stehen etwa hyperaktiv-euphorische neben depressiv-apathischen Bildern, wobei das jeweilige Bild aus der Kenntnis der Lebensgeschichte und der prämorbiden Persönlichkeit verständlich wird: der Bedächtige wird langsam und der Heitere submanisch. Während also bei manchen anderen Endokrinopathien psychische Faktoren auch die *Richtung und formale Struktur der Stimmungs- und Antriebsveränderung* wesentlich beeinflussen oder sogar bestimmen können, wird die *formale Struktur der Affektstörung beim HPT weitgehend durch die körperliche Störung festgelegt.*

Hingegen zeigt sich die krankheitsgestaltende Kraft der Persönlichkeit (s. S. 54 ff.) in emotionell überbetonten Vorstellungen und in der Einstellung zur Krankheit. Weiterhin drückt sie sich aus in der Verstärkung bestimmter, sonst weniger betonter Charakterzüge. Diese *Überspitzung individueller Charaktereigenschaften* ist nur eine sehr indirekte Wirkung des HPT. Sich das zu vergegenwärtigen kann deshalb bedeutsam sein, weil manchmal geglaubt wird (*70*), erhebliche soziale Konflikte, wie eine

Ehezerrüttung bei einer fahrigen, streitsüchtigen Frau seien auf die allein durch den HPT bedingte streitsüchtige Charakterveränderung zurückzuführen. Hier gilt es, die Akzente richtig zu setzen: Bei einer von jeher charakterlich gestörten Persönlichkeit kann deren Auffälligkeit noch verstärkt werden, und sie wird damit zur quälenden Belastung der Umgebung. Dagegen kann ein früher harmonischer Mensch zwar unter dem depressiv-antriebslosen Syndrom leiden, darüber hinaus aber keine charakterlichen Auffälligkeiten zeigen. Diese Unterscheidung zwischen prämorbid-charakterlich und somatisch bedingter psychischer Störung könnte im Fall von schwerer Streitsucht oder von Haltlosigkeit, die während des HPT stärker hervortraten, sogar forensisch-psychiatrisch wesentlich sein.

Diese im Vergleich zu anderen Endokrinopathien *geringere Verquickung zwischen Persönlichkeit und endokrin bedingter psychischer Veränderung* finden wir auch wieder im unabhängigen Verlauf von endokrinem Psychosyndrom und neurotisch-psychopathischen Entwicklungen. Dagegen geht beim M. Addison oder der HVL-Insuffizienz die Neurose manchmal nahtlos über in das endokrine Psychosyndrom. Wir hingegen können bei unseren Patienten immer recht genau unterscheiden zwischen neurotisch-psychopathischen Symptomen wie mitmenschlichen Beziehungsstörungen, Ambivalenz und Haltlosigkeit auf der einen Seite und dem depressiv-antriebslosen Bild des HPT auf der anderen Seite.

Zusammenfassend kann man sagen: *Im Zusammenspiel von Persönlichkeit und somatischer Noxe überwiegt die Wirkung der Körperfunktion auf das psychopathologische Bild* beim HPT im Vergleich zu anderen Endokrinopathien.

4. Schwierigkeiten der praktisch-psychiatrischen Diagnostik

treten dann auf, wenn bei fehlenden körperlichen Symptomen — wie renalen, ossären oder gastro-intestinalen Störungen — die psychischen Veränderungen im Rahmen des endokrinen Psychosyndroms ganz im Vordergrund stehen. Man kann bei 3% der HPT-Kranken mit dominierenden Charakterveränderungen in Form von Antriebs- und Stimmungsanomalien rechnen. Obgleich das psychische Bild recht uncharakteristisch ist, sollte man bei ungeklärter Diagnose dann an HPT denken, wenn die Verbindungen von *Depression* und *Durst* auftritt. Ebenso ist die Diagnose HPT zu erwägen, wenn sich bei einer langdauernden vitalen depressiv-dysphorischen Verstimmung plötzlich Durst und womöglich Appetitlosigkeit einstellen.

II. Einordnung in die Psychopathologie der Mineralstoffwechselstörungen und in die Hirnlokalisationslehre

1. Die Bedeutung des Serumcalciums für psychische Veränderungen

Serumcalciumveränderungen beim HPT bedingen unmittelbar psychische Veränderungen, während die Hormonstörung lediglich eine indirekte Wirkung auf die Psyche haben dürfte. Eindrückliche Hinweise auf diese Korrelation zwischen psychischen Veränderungen und Calciumstoffwechselstörungen haben wir im analytischen Teil (S. 47 bis 53) aufgeführt. Gestützt wird diese These auch durch die Übereinstimmung des psychopathologischen Bildes beim HPT und bei nichtendokrinen Hypercalcämieformen. Hinzu kommen noch Hinweise aus der experimentellen Physiologie: Im Tierversuch wird durch intracisternale Calciuminjektion ein ähnliches antriebsloses Snydrom wie beim Menschen hervorgerufen (s. S. 12).

Diese Korrelation läßt sich noch schärfer umschreiben:

Zwischen Serumcalciumveränderung und psychischer Veränderung besteht eine einfache lineare Beziehung. Bei verschiedenen Befunden kann man diese lineare Beziehung als Regel feststellen:

a) Mit steigendem Serumcalcium verstärkt sie die psychosoziale Auffälligkeit.

b) Mit steigendem Serumcalcium ist ein Syndromwandel verbunden. Einem Serumcalciumwert von 12 – 16 mg/100 ml entspricht das endokrine Psychosyndrom und seltener ein leichtes psychoorganisches Syndrom. Oberhalb von 16 – 17 mg/100 ml stellen sich akute exogene Psychosen ein; dabei scheinen zwischen 16 – 17 mg/100 ml Calcium Bewußtseinsveränderungen – etwa paranoid-halluzinatorische Bilder und Verwirrtheit – und oberhalb von 18 – 19 mg/100 ml Bewußtseinsminderungen (Somnolenz bis Koma) das Bild zu beherrschen. Bewußtseinsveränderung beim akuten exogenen Reaktionstyp mit relativ niedriger Hypercalcämie und Bewußtseinsminderung mit relativ hoher Hypercalcämie – also stärkerer Calciumintoxikation – lassen sich allgemeinen *Hirnfunktionsstörungen* zuordnen. So werden bei *Bewußtseinsveränderungen* verschiedenartige *Umstellungen* der elektrischen Aktivität gefunden, und der Sauerstoff-Stoffwechsel ist verstärkt. Dagegen kommt es bei zunehmender *Bewußtseinsminderung* im Hirn zum Erlöschen der elektrischen Aktivität und des O_2-Stoffwechsels (*28 a*).

c) Dieselbe Regel scheint auch für die *Hypocalcämie* Geltung zu haben; leichtere Hypocalcämien von 10 – 7 mg/100 ml haben ebenfalls ein endokrines Psychosyndrom mit einem der Hypercalcämie ähnlichen Erscheinungsbild zur Folge. Wieweit tetanische Psychosen regelmäßig mit Werten unter 6 – 5 mg/100 ml Calcium korreliert sind, wäre nachzuprüfen.

Die Hypercalcämie bewirkt die klassischen neuro- und elektrophysiologischen Veränderungen am Nervengewebe und hat außerdem jüngst erforschte Störungen des Intracellulärstoffwechsels zur Folge (s. S. 12). Die Beziehung zwischen diesen in Frage stehenden physiologischen Störungen und den von uns beschriebenen psychischen Veränderungen ist unbestimmt. Jedenfalls besteht keine starre Korrelation, etwa in dem Sinn, daß konträre neurophysiologische Vorgänge auch diametral entgegengesetzte psychische Veränderungen nach sich ziehen würden. Zum Beispiel sind neurophysiologische Prozesse wie Erregungsleitung, Stabilisierung des Membranpotentials und Ionenaustausch bei Hyper- und bei Hypocalcämie im konträren Sinn verändert, während das psychische Bild bei Hyper- und Hypocalcämie nicht im entgegengesetzten, sondern im gleichen Sinn verändert ist: es kommt jedesmal zum depressiv-antriebslosen Zustand.

Die in letzter Zeit bei Hypercalcämien festgestellte Vermehrung der Liquorproteine und die Verminderung des Serummagnesiums hat man ebenfalls zu den in Frage stehenden psychopathologischen Erscheinungen in Beziehung gesetzt (s. S. 12). Obwohl darüber bisher nur an Hand einer kleinen Kasuistik berichtet wurde, kann man der Hypomagnesiämiewirkung auf psychische Störungen einige Bedeutung zumessen, zumal man bei Hypomagnesiämie Verwirrtheitszustände und Depressionen beobachtet hat.

2. Andere Mineralstoffwechselstörungen

Auch bei *anderen Mineralstoffwechselstörungen* beobachtete man ähnliche psychische Veränderungen wie bei Störungen des Calciumstoffwechsels. Bei der postoperativen Hypokaliämie können sich Angst und Unruhe einstellen (202); diese Symptome gleichen in ihrem Erscheinungsbild dem Erscheinungsbild des endokrinen Psychosyndroms. Bei steigendem Kaliummangel kann sich schließlich eine akute exogene Psychose entwickeln, die nach intravenöser Kaliumzufuhr schlagartig verschwindet.

Die *Psychopathologie der Mineralstoffwechselstörungen*, besonders bei leichteren psychischen Veränderungen ist bisher kaum studiert worden. Daß es bei schweren Störungen des Mineralstoffwechsels, wie bei fortdauernder Hypokaliämie im Anschluß an eine durch Vitamin D-Intoxikation bedingte Hypercalcämie (222) oder bei Hypernatriämie (155 a), häufig oder regelmäßig zur akuten exogenen Psychose kommt, läßt sich erwarten. Für die psychischen Veränderungen bei leichteren Störungen des Mineralstoffwechsels kann man ganz allgemein vermuten, daß ihr Erscheinungsbild dem des endokrinen Psychosyndroms ähnlich ist. Diese Vermutung stützt sich bisher auf unsere Befunde bei Calciumstoffwechselstörungen und die oben genannten Beobachtungen beim Kaliummangel. Zudem fragt sich, ob die endokrinen Psychosyndrome bei Endokrinopathien wie dem M. Addison, dem Cushing-Syndrom und der HVL-Insuffizienz nicht ebenfalls unmittelbar auf einer Störung des Mineralstoffwechsels beruhen; denn auch bei diesen Endokrinopathien ist der Mineralstoffwechsel infolge der Hormonstörung erheblich verändert. Dieser Frage ließe sich durch eine systematische, quantitative Korrelation von psychischen und Mineralstoffwechselveränderungen nachgehen.

Das psychopathologische Bild leichterer Veränderungen bei endokrinen und Mineralstoffwechselstörungen scheint nach unseren bisherigen Erfahrungen gleich zu sein. Immer handelt es sich um Verschiebungen der elementaren Triebe, der Stimmung und des Antriebs. Da M. BLEULER diese Trias als generelle Symptomeinheit bei Endokrinopathien fand, prägte er den Begriff des *endokrinen* Psychosyndroms. Wenn sich die gleiche Symptomtrias auch bei nichtendokrinen Stoffwechselstörungen wie solchen des Mineralstoffwechsels ausbildet, so müßte der Begriff des endokrinen Psychosyndroms weiter gefaßt werden. Es wäre am naheliegendsten, von einem *metabolen Psychosyndrom* zu sprechen. Gegen diese Gleichsetzung des endokrinen und eines metabolen Psychosyndroms meldet sich freilich sofort die Frage nach der Pathogenese dieser Psychosyndrome als Einwand. Das endokrine Psychosyndrom ist pathogenetisch definiert als hirnlokales Psychosyndrom (s. S. 65 ff.). Ob hingegen das bei leichten Mineralstoffwechselstörungen als metaboles Psychosyndrom bezeichnete Bild ebenfalls durch eine hirnlokale Funktionsstörung bedingt ist, ist fraglich: mehr spricht für eine hirndiffuse Dysfunktion (s. S. 66). Da die Pathogenese des endokrinen und eines metabolen Psychosyndroms verschieden zu sein scheint und da die Pathogenese beim endokrinen Psychosyndrom für seine Definition als Grundform psychischen Krankseins eine ganz ausschlaggebende Rolle spielt, erscheint es richtiger, metaboles und endokrines Psychosyndrom zu trennen und nicht etwa das metabole als ein erweitertes endokrines Psychosyndrom aufzufassen.

Obwohl sich die Namengebung eines metabolen Psychosyndroms auf Grund unserer Befunde anbietet, erscheint sie augenblicklich ungünstig; denn erstens liegen noch zu wenig psychiatrische Befunde über leichtere psychische Störungen der Stoffwechselpathologie vor, und zweitens würde die Vielzahl psychiatrischer Bezeichnungen durch einen weiteren unbekannten Namen noch unüberblickbarer, zumal sich der Begriff des endokrinen Psychosyndroms gerade erst eingebürgert hat. Sinnvoller erscheint es, vorläufig weitere Untersuchungen aus der Stoffwechselpathologie abzuwarten und für die leichteren psychischen Veränderungen beim HPT sowie bei den Calcium- und Kaliumstoffwechselstörungen vorerst den Begriff eines *endokrinen Psychosyndroms im weiteren Sinn* zu reservieren. Die begriffliche Trennung von endokrinem und metabolem Psychosyndrom ist auch deshalb unbefriedigend, weil sich für die Pathogenese anderer Endokrinopathien aus unseren Befunden Konsequenzen ergeben können. Wie wir sagten (S. 64), können auch bei anderen Endokrinopathien (M. Addison, Hypophysenvorderlappeninsuffizienz, Cushing-Syndrom) die Affekt- und Triebstörungen *unmittelbar* durch Mineralstoffwechselstörungen bedingt sein. Damit wäre zugleich eine hirnlokale Dysfunktion bei diesen Endokrinopathien in Frage gestellt, und das würde auch die Frage aufwerfen, wie denn dann das endokrine Psychosyndrom zu definieren sei, da zu seiner Definition als Grundform psychischen Krankseins eine hirnlokale Dysfunktion gehört. Oder anders gefragt: Sind die Affekt- und Triebstörungen vom Ausmaß einer Wesensveränderung, die als endokrines Psychosyndrom bezeichnet werden, bei *allen* Endokrinopathien *immer* durch eine hirnlokale Dysfunktion bedingt? Möglicherweise wären psychopathologische Erscheinungen mit hirnlokalen und solche mit hirndiffusen Dysfunktionen zu unterscheiden.

3. Welche Hirnstörungen entsprechen den psychischen Veränderungen beim HPT und bei Hypercalcämien?

Abgesehen von selten beobachteten Kalkablagerungen bei schweren Fällen von Hypercalcämie im Bereich des Frontalhirns und der Basalganglien (s. S. 11) dürften den psychopathologischen Phänomenen im allgemeinen *reversible Hirnfunktionsstörungen* zugrunde liegen. Diese Annahme erscheint deshalb berechtigt, weil das EEG sich mit Ausgleichung des Calciumspiegels normalisiert und weil nach körperlicher Heilung die psychischen Veränderungen vollkommen verschwinden.

Bei den durch die Hypercalcämie bedingten *akuten exogenen Psychosen* wird die reversible Hirnfunktionsstörung wahrscheinlich *diffus* verteilt sein; dafür sprechen vereinzelte EEG-Befunde mit generalisierten Rhythmusabnormitäten (s. S. 9).

Welche Hirnlokalisation jene Funktionsstörungen haben, die dem endokrinen Psychosyndrom und psychoorganischen Syndrom — also den leichteren psychischen Veränderungen — entsprechen, diese Frage muß offen bleiben. Störungen des Affekt- und Trieblebens wurden schon von STERTZ (*213*) und STAEHELIN (*209*) als Zwischen- und Mittelhirnsyndrom angesehen, also *lokalisierten* Dysfunktionen zugerechnet. M. BLEULER (*25, 28*) erweiterte diese Anschauung dahingehend, daß generell hirnlokale Dysfunktionen zu Störungen des Affekt- und Trieblebens in Beziehung zu setzen sind, und er spricht deshalb im Gegensatz zu diffusen Funktionsausfällen vom *hirnlokalen Psychosyndrom*. Das endokrine Psychosyndrom wird unter anderem deshalb als hirnlokales Psychosyndrom angesehen (*29*), weil mannigfache anatomische und funktionelle Beziehungen zwischen endokrinen Drüsen und *umschriebenen* Hirngebieten bestehen und weil Tierexperimente mit Hormoninstillationen an umschriebenen Hirnteilen für die Korrelation mit Trieb- und Affektstörungen sprechen.

Daß den Trieb- und Affektstörungen bei der Hypercalcämie hirnlokale Dysfunktionen entsprechen, dafür spricht lediglich ein EEG-Befund mit stammhirnnaher Störung in Form einer basalen Dysrhythmie (s. S. 9). Im übrigen gibt es eher Hinweise, die bei der *Hypercalcämie gegen eine hirnlokale Dysfunktion sprechen:* Die Experimente der Neurophysiologie und der Stoffwechselpathologie sprechen dafür, daß bei Hypercalcämie die chemisch-physikalischen Prozesse im gesamten Nervengewebe und nicht nur an bestimmten Stellen gestört sind; im Tierversuch setzte man durch Betupfen der Hirnrinde mit hypercalcämischer Lösung die gesamte Rindenerregbarkeit herab, was ebenfalls eher für einen hirndiffusen als einen hirnlokalen Angriffspunkt des Calciums spricht; die Sonderstellung der Parathyreoidea innerhalb der endokrinen Drüsen mit ihrer Unabhängigkeit von nervösen und endokrinen Steuerungen spricht wenig für eine enge Beziehung zu einem lokalisierten Hirnbezirk, ganz im Gegensatz zu anderen Endokrinopathien; das verhältnismäßig rasche — und ebenfalls reversible — Auftreten des psychoorganischen Syndroms weist gleichfalls eher auf eine hirndiffuse Dysfunktion hin, wobei dieser Hinweis immerhin eine geringere Rolle spielt, da wir das psychoorganische Syndrom nur bei 12% unserer Patienten beobachtet haben.

Da die hirnlokale Läsion bei den endokrinen Psychosyndromen anderer Endokrinopathien viel sicherer als beim HPT ist, erscheint das als ein Grund mehr, beim HPT von einem endokrinen Psychosyndrom im weiteren Sinne des Wortes zu sprechen.

4. Störungen des Mineralstoffwechsels

insbesondere solche des Calciumstoffwechsels *bei endogenen Psychosen* sind bisher vereinzelt untersucht worden. KLEMPERER *(128)* fand 1926 bei Angstmelancholikern ein erhöhtes Serumcalcium, während das Calcium bei melancholischem Stupor unternormal war. FLACHS Befunde *(73, 74)* aus den letzten Jahren scheinen damit übereinzustimmen: bei endogen Depressiven besserte sich während der Therapie mit ES oder Imipramin der depressive Zustand zugleich mit Verminderung der vorher erhöhten Calciumausscheidung im Urin. Man kann daraus schließen, daß bei endogen Depressiven das Serumcalcium vermehrt ist[1]. Die Befunde COIRAULTS *(49)* aus dem Jahre 1965 scheinen das ebenfalls zu bestätigen; danach vermindert sich unter ES und Imipramin das Serumcalcium, während sich der ionisierte Anteil des Serumcalciums vermehrt. Wegen des engen Zusammenhanges zwischen Calcium- und Natriumaustausch sind auch die Befunde COPPENS *(54)* (1965) anzuführen; bei schweren endogen Depressiven war das intracelluläre Natrium erheblich erhöht, möglicherweise deshalb, weil diese Patienten übermäßig Natrium retinierten.

Vorausgesetzt, daß diese Befunde sich in weiteren Untersuchungen bestätigen lassen, kann man an eine Parallele zu den psychischen Veränderungen bei Hypercalcämie denken. In beiden Fällen scheint die pathophysiologische Störung (Hypercalcämie und gegebenenfalls vermehrte intracelluläre Natriumanreicherung) und das psychopathologische Bild (depressiver Zustand) ähnlich zu sein. Unsere Befunde bei den wenigen endogen Psychotischen, die zugleich an Hypercalcämien litten, spre-

---

[1] Es läßt sich einwenden, daß vermehrte Calciumausscheidung im Urin nicht immer einem erhöhten Serumcalciumspiegel entspricht *(86)*.

chen hingegen dafür, daß depressive Zustandsbilder bei endogenen Psychosen und bei Hypercalcämien *unabhängig* voneinander verlaufen. Daraus läßt sich schließen: *trotz gleichen psychopathologischen Erscheinungsbildes und trotz gleicher oder ähnlicher pathophysiologischer Störung im Mineralstoffwechsel liegt den endogenen Psychosen und den Hypercalcämien ein verschiedener Auslösemechanismus zugrunde.* Dessen Wirkungsweise dürfte im Fall der endogenen Psychosen genetisch bedingt sein, während wir im Fall des HPT oder anderer Hypercalcämien keinen Hinweis auf seine Wirkungsweise haben. Diesen unabhängigen Verlauf von endogenen Psychosen und Endokrinopathie beschreibt M. BLEULER (29) auch für Schilddrüsenstörungen.

III. Einordnung in die endokrinologische Psychiatrie und Beziehung zu den Psychosyndromen anderer Endokrinopathien

Der HPT ordnet sich bei Beachtung wesentlicher Regeln der endokrinologischen Psychiatrie zwanglos in eine Reihe neben andere Endokrinopathien ein. Bei allen endokrinen Störungen wird das *Erscheinungsbild* in schweren Fällen beherrscht durch akute exogene Psychosen, in leichteren Fällen durch das endokrine Psychosyndrom und das psychoorganische Syndrom. Die psychopathologischen Erscheinungsbilder stehen in mittelbarer oder unmittelbarer, zeitlicher und ätiologischer Beziehung zur endokrinen Gleichgewichtsstörung. Im Hinblick auf die endokrine Funktionsstörung sind die Erscheinungsbilder weitgehend unspezifisch; wesentlicher als die endokrine Wirkung erscheint der *Einfluß der Persönlichkeit* auf die Störungen der Affektivität. Die Rolle der Persönlichkeit drückt sich am deutlichsten aus in der Regel von der *Phasenspezifität:* je nachdem, in welchem Lebensalter die endokrine Noxe auf die Psyche trifft, wird ein anderes psychisches Bild entstehen. Bei einem HPT im frühesten Kindesalter bilden sich psychische Retardierung und schwere Intelligenzschäden; erkrankt der Erwachsene, so entstehen die uns bekannten psychischen Schäden, insbesondere das endokrine Psychosyndrom im weiteren Sinn.

Es ist von theoretischem und praktischem Interesse, ob das endokrine Psychosyndrom beim HPT innerhalb des allgemeinen endokrinen Psychosyndroms ein besonderes Kennzeichen trägt. Die *kennzeichnende Färbung des endokrinen Psychosyndroms beim HPT liegt in der Verbindung von Antriebslosigkeit, Depression und Durst.* KIND (124) hat bei der HVL-Insuffizienz eine ähnliche Färbung des endokrinen Psychosyndroms mit einem depressiv-apathischen, antriebslosen Wesen herausgearbeitet. Soweit das endokrine Psychosyndrom als einheitliche Störung der Affektivität und des Trieblebens erscheint, wird man auch bei anderen Endokrinopathien kennzeichnende Färbungen feststellen. Eine solche Färbung des endokrinen Psychosyndroms findet man beim Diabetes insipidus, beim Cushing-Syndrom und beim Myxödem (s. Tab. 21).

Zugleich behauptet der *HPT unter den Endokrinopathien eine Sonderstellung.* Ganz allgemein ruft er *weniger schwere psychische Veränderungen hervor und seine Psychopathologie verschmilzt weniger intensiv mit der individuellen Persönlichkeit des Kranken.* Die Persönlichkeit scheint durch den HPT mehr am Rande getroffen zu sein, während bei anderen Endokrinopathien Persönlichkeit und psychopathologische Symptomatik enger miteinander verflochten sind.

Tabelle 21. *Vergleich der Psychopathologie verschiedener Endokrinopathien*

Endokrinopathie	Verlauf	Kennzeichen des endokrinen PS	psychoorgan. PS	akuter exogener Reakt.	Einfluß der Persönlichkeit
Akromegalie (3)	schwere irreversible Wesensveränderung	uneinheitlich; apathische Oberfläche mit brodelnder Triebhaftigkeit	häufig	selten	deutlich
HVL-Insuffizienz (124)	auch bei Substitution leichte, irreversible Wesensveränderung, chron. Psychosen; selten Dauerinvalidität	einheitl.; apathisch, depressiv und antriebslos	nicht selten	nicht selten	deutlich
Diabetes insipidus (7)	bei Substitution Besserung der wahrscheinlich irreversiblen Wesensveränderung	eher einheitlich; Durst und dysphorische Stimmung	fehlt	fehlt	?
Cushing-Syndrom (82)	auch bei Substitution (bei Adrenektomierten) leichte und seltener irreversible Wesensveränderung	einheitlich; innere Schwunglosigkeit bei sthenischem Kern	häufig	häufig	deutlich
M. Addison (215)	häufig irreversible Wesensveränderung, chron. Psychosen	uneinheitlich	häufig	häufig	?
Hypothyreose (26)	häufig irreversible Wesensveränderung, Demenz, chron. Psychosen	einheitlich; organisch wirkende Verlangsamung	häufig	seltener	?
Tetanie (26)	manchmal irreversible Wesensveränderung; Demenz	uneinheitlich	häufig bei chron. Verlauf	seltener	?
HPT	reversible Wesensveränderung und reversible organische Psychosen	einheitlich; Durst, Depression, Antriebslosigkeit	seltener	häufiger	schwach
Oestrogenbehandelte Männer (169a)	reversible Wesensveränderung	affektiv uneinheitlich; Dämpfung der Sexualität	fehlt	fehlt	deutlich

Im einzelnen stellt sich diese Sonderstellung durch folgende Merkmale dar. Die *Häufigkeit* psychischer Veränderungen in einem unausgelesenen Patientengut ist beim HPT geringer (Abb. 8).

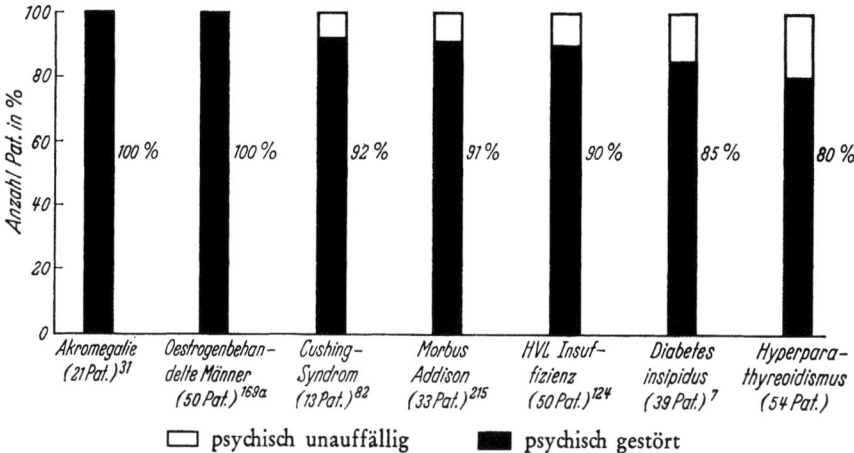

Abb. 8. Häufigkeit psychischer Störungen bei verschiedenen Endokrinopathien

Der *Verlauf* ist beim HPT weitaus günstiger (s. Tab. 21); während es bei anderen Endokrinopathien, wie dem M. Addison, der Acromegalie oder dem Diabetes insipidus selbst bei Hormonsubstitution oder operativen Eingriffen zu irreversiblen Wesensveränderungen oder in seltenen Fällen zu chronischen Psychosen kommen kann, also zu psychischen Dauerschäden, heilen beim HPT nach geglückter Operation die psychischen Veränderungen immer vollständig aus. Möglicherweise hängt diese restitutio ad integrum damit zusammen, daß der Organismus nach der radikalen Sanierung wieder vollkommen selbsttätig funktionieren kann, während bei anderen Endokrinopathien das Gleichgewicht des Organismus durch substituierende Dauerbehandlungen künstlich erhalten werden muß.

Da der HPT weniger tief und dauerhaft in das Schicksal des Kranken eingreift, bilden sich auch keine längerdauernden psychogenen Entwicklungen, die durch den HPT oder seine psychischen Begleiterscheinungen ausgelöst wären. Daraus ergibt sich zugleich, daß die Kranken sich leichter von ihrer Wesensveränderung distanzieren können; so erscheint die Wesensveränderung mehr losgelöst von der Persönlichkeit in ihrem Kern.

Es fällt besonders auf, daß die Schwere der psychischen Störung nicht abhängig ist von der Dauer der Krankheit oder von der Konstitution der prämorbiden Persönlichkeit, wie man es etwa bei der HVL-Insuffizienz (*124*) findet.

Abhängig ist der Grad der psychischen Störung vor allem von der Höhe des Calciumspiegels in Form einer einfach linearen Beziehung. Solche einfachen Korrelationen zwischen endokrinen und psychischen Funktionen hat man bisher bei anderen Endokrinopathien vermißt. Möglicherweise deshalb, weil man nicht so einfache Größen wie den Serumcalciumwert, statt dessen komplexere Größen wie die Ausscheidung von Hormonabbauprodukten oder körperlich-endokrine Stigmata zugrunde legte.

Bei anderen Endokrinopathien spielt für die Gestaltung der affektiven Veränderung die individuelle Eigenart des betroffenen Menschen eine viel bedeutendere Rolle als die Art der somatischen Funktionsstörung; so etwa beim Cushing-Syndrom oder bei der HVL-Insuffizienz (s. Tab. 21). Beim HPT trifft das gerade nicht zu, soweit man die formale Struktur der affektiven Störung betrachtet. Das antriebslos-depressive Syndrom ist im wesentlichen ein Produkt der somatischen Funktionsstörung, ohne daß die individuelle Persönlichkeit hier prägend mitgestalten könnte. Ebensowenig wie sich Persönlichkeit und somatisch bedingte Psychopathologie hier vermischen, ebensowenig kommt es zur Mischung von neurotischer Persönlichkeitsentwicklung und der somatisch bedingten Affektstörung, während etwa KIND (124) bei der HVL-Insuffizienz einen gleitenden Übergang von der neurotischen Störung in die Erscheinungen des endokrinen Psychosyndroms beobachtete. Man findet beim HPT auch keine lebensgeschichtliche Einbettung der Krankheit, so wie man z. B. beim Cushing-Syndrom (82) typische soziale Belastungssituationen gefunden hat.

Die psychopathologische Sonderstellung des HPT kann noch unterstrichen werden durch die funktionelle Sonderstellung der Parathyreoidea im Kreis der endokrinen Drüsen.

E. Zusammenfassung

1. Ziel der Untersuchung ist es, die psychopathologischen Erscheinungen beim primären Hyperparathyreoidismus (HPT) an einem repräsentativen Krankengut systematisch und im Hinblick auf folgende drei Fragen zu prüfen:

Wie häufig und welcher Art sind psychische Veränderungen beim HPT?
Wodurch können die psychischen Veränderungen bedingt sein?
Wie ordnen sie sich in die endokrinologische Psychiatrie ein?

2. Unsere Befunde erhoben wir bei Patienten aus medizinischen und chirurgischen Kliniken; die Kranken sind vom psychiatrischen Standpunkt aus nicht ausgewählt. Das *Krankengut* umfaßt 54 Pat. mit HPT, 5 davon im Zustand des akuten HPT, ferner 6 Pat. mit nichtendokriner Hypercalcämie (M. Boeck, Vitamin D-Intoxikation u. a.). Das Alter liegt zwischen 12 und 80, bei der Mehrzahl der Pat. zwischen 20 und 50 Jahren. Wir untersuchten die Kranken psychiatrisch während des Leidens und nach körperlicher Heilung; außerdem erhoben wir eine psychiatrische Katamnese mit einer Dauer von 8 Jahren bis 4 Monaten.

3. Das Studium eines umfangreichen Schrifttums mit über 400 Einzelkasuistiken ergänzt unsere Befunde.

4. In 67% fanden wir eine während des HPT aufgetretene *deutliche psychische Veränderung*. Dabei zeigen 20 Kranke eine leichte neurasthenieforme Wesensänderung, 11 Kranke eine schwere neurasthenieforme Wesensänderung und bei 5 Pat. erschien eine Psychose. In grober Annäherung läßt sich sagen: $1/3$ der Kranken mit primärem Hyperparathyreoidismus ist psychisch unauffällig, $1/3$ zeigt leichtere psychische Auffälligkeiten und beim letzten Drittel bestehen schwere und schwerste psychische Veränderungen. Die psychischen Veränderungen entwickeln sich meist schleichend und bilden sich nach erfolgreicher Exstirpation des Parathyreoidea-Adenoms innerhalb von wenigen Wochen bis höchstens 6 Monaten vollständig zurück.

5. Die psychischen Veränderungen lassen sich drei Grundformen psychischen Krankseins zuordnen; dabei können bei einem Kranken zwei Grundformen gleichzeitig vorkommen:

a) 31 Kranke zeigten eine als *endokrines Psychosyndrom* i. S. von M. BLEULER erscheinende Wesensveränderung: Elementare Einzeltriebstörungen bestanden in extrem quälendem Durst und Appetitlosigkeit. Veränderungen der Stimmung und des Antriebs waren vornehmlich durch ein antriebslos-depressives Bild gekennzeichnet; Schlappheit und Müdigkeit führte nicht selten zur Arbeitsunfähigkeit; die lustlos-depressive Stimmung mit Erlahmung der Initiative hatte zuweilen Suicidgefährdung zur Folge; weniger häufig war eine gereizt-explosible Dysphorie. Die Form dieser Affekt- und Triebstörung ist für den HPT wenig spezifisch. Als eine kennzeichnende Färbung der Wesensänderung kann man die Verbindung von Antriebslosigkeit, Depression und Durst ansehen.

b) Eine *akute exogene Psychose* (BONHOEFFER) mit Bewußtseinsminderung (Somnolenz bis Sopor) und Bewußtseinsveränderung (Desorientierung, Verwirrtheit, paranoid-halluzinatorische Symptome) brach bei 5 Kranken aus.

c) Ein *psychoorganisches Syndrom* im engeren Sinn von E. BLEULER mit Auffassungs-, Konzentrations- und mnestischen Störungen bei 7 Kranken rückte deshalb in den Hintergrund, weil die Symptome des endokrinen Psychosyndroms meist dominierten.

6. Erwartungsgemäß boten die 6 *Kranken mit nicht-endokrinen Hypercalcämien* das gleiche psychopathologische Bild wie die HPT-Patienten.

7. Pathogenetische Faktoren

A. Die psychischen Veränderungen sind *nicht oder wenig abhängig* von der Dauer der Krankheit, der somatisch-klinischen Form des HPT, der Konstitution des Kranken und seiner körperlichen Belastungsfähigkeit oder von Laborwerten wie anorganischem Phosphat oder alkalischer Phosphatase. Es besteht jedoch eine *einfach lineare Korrelation zwischen psychischen Veränderungen und Serumcalciumwerten.* Dafür spricht folgendes:

a) Mit steigendem Serumcalcium wächst der Grad der psychischen Auffälligkeit.

b) Mit steigendem Serumcalcium ist ein *Syndromwandel* verbunden. Annäherungsweise läßt sich zuordnen:

12 – 16 mg/100 ml Calcium	endokrines Psychosyndrom,
> 16 – 17 mg/100 ml Calcium	akute exogene Psychose (aeP),
16 – 19 mg/100 ml Calcium	aeP mit Bewußtseinsveränderung,
> 18 – 19 mg/100 ml Calcium	aeP mit Bewußtseinsminderung.

c) Unter *Hypocalcämie* zwischen 10 – 7 mg/100 ml zeigen sich beim gleichen Patienten ähnliche affektive Veränderungen wie bei Hypercalcämie. Dieses scheinbar paradoxe Verhalten weist darauf hin, daß physiologische Vorgänge und psychische Zustandsbilder keineswegs immer parallel laufen. Die Psychopathologie der Nebennierenerkrankungen zeigt ähnliches: Das psychische Bild bei M. Cushing und M. Addison ist eher gleichartig als gegensätzlich.

B. Eine *Psychogenese* des HPT im psychosomatischen Sinn ist *ausgeschlossen.* Der *Einfluß der Persönlichkeit* auf die psychopathologische Symptomatik ist begrenzt. Denn die formale Struktur der Affektveränderung mit dem gleichförmigen depressiv-antriebslosen Syndrom ist allein durch die somatische Funktionsstörung geprägt, während bei anderen Endokrinopathien — je nach der individuellen Persönlichkeit — euphorische oder auch depressive, also diametral entgegengesetzte Stimmungen auftreten können. Beim HPT beeinflußt die individuelle Persönlichkeit lediglich emotionell überbetonte Vorstellungen, die Persönlichkeit läßt weiterhin prämorbid angelegte Charakterzüge überspitzt hervortreten und sie prägt die Krankheitsverarbeitung.

8. Aus der *Psychopathologie der Mineralstoffwechselstörungen* sind bisher nur die schweren Störungen bekannt, die bei Hypomagnesiämie, Hypokaliämie, Hypo- und Hypercalcämie auftreten und eine akute exogene Psychose zur Folge haben. Die leichteren Störungen gehen möglicherweise mit affektiven Wesensänderungen einher, die denjenigen bei vielen endokrinen Störungen gleich sind; das zeigt das Beispiel der Hypercalcämie und das wird ebenfalls beobachtet bei Hypocalcämie und Hypokaliämie.

9. Vergleicht man die Psychopathologie des HPT mit den psychischen Veränderungen bei anderen Endokrinopathien, so behauptet der *HPT eine Sonderstellung*. Der HPT unterscheidet sich von anderen Endokrinopathien durch folgendes: Die psychischen Veränderungen sind weniger häufig und weniger ausgeprägt; sie greifen weniger schwer in das Schicksal der Kranken ein und deshalb bilden sich auch kaum durch den HPT ausgelöste psychogene Entwicklungen. Die Kranken können sich leichter von ihrem Leiden distanzieren. Persönlichkeit und psychopathologische Symptome sind weniger stark miteinander verflochten, weshalb auch keine gleitenden Übergänge von neurotischen Entwicklungen in die stoffwechselbedingten Wesensänderungen vorkommen. Die psychischen Veränderungen sind eine *unmittelbare* Wirkung der Hypercalcämie, während das Hormon nur mittelbar wirkt. Vor allem wegen der nur indirekten Hormonwirkung auf die psychischen Funktionen sprechen wir beim HPT von einem *endokrinen Psychosyndrom im weiteren Sinn*, statt den neuen Namen eines metabolen Psychosyndroms einzuführen.

10. Der HPT beeinflußt den Verlauf der endogenen Psychosen (endogene Depressionen, depressive Schizophrenien) nicht, obgleich das psychopathologische Erscheinungsbild beim HPT und bei endogenen Psychosen ähnlich sein kann und obgleich in letzter Zeit auch bei endogenen Depressionen Calciumstoffwechselstörungen gefunden wurden, die denen des HPT gleichen. Endogene Psychosen mit depressiver Symptomatik einerseits und andererseits Calciumstoffwechselstörungen mit begleitender Depression verlaufen also unabhängig voneinander, eine jede Erkrankung nach ihrer Gesetzmäßigkeit.

F. Summary

1. It has been the aim of this investigation to find an answer based on representative material for the following questions:
— What is the incidence of psychic changes associated with hyperparathyroidism (HPT) and of what kind are they?
— What could be responsible for these psychic alterations?
— How do they fit into endocrine psychiatry?

Summary

2. We examined 54 unselected patients who were admitted to medical or surgical departments because of primary HPT; 5 of these patients had acute HPT. 6 other patients suffered from hypercalcemia which was not due to an endocrine disorder (Morbus Boeck, Vitamin-D-intoxication). Our patients were 20–50 years of age. They were examined psychiatrically during their basic illness and after physical cure. The time of psychiatric catamnesis ranges from 4 months to 8 years.

3. Extensive studies of literature with over 400 reported case histories support our own results.

4. In 67 per cent of our cases we found a *significant psychic alteration* that occured during HPT. 20 patients had slight psychic changes, 11 patients had changes that could be considered as pathological, 5 patients became psychotic. Psychic changes developed mostly very gradually. After surgical removal of the parathyroid adenoma they disappeared completely within periods of weeks to a maximum of 6 months.

5. The psychic changes might be grouped according to 3 basic types of psychic illness:

a) 31 patients showed what we would call with M. BLEULER an *endocrine psychosyndrome:* elementary disturbances of single basic drives as represented by severe thirst and loss of appetite; in addition to this changes of mood and impulse, mostly in the form of a depressive state with loss of initiative. Fatigues and weakness frequently causes incapacity for work. In their listless and depressive mood and with their loss of initiative patients occasionally became suicidal. Less frequently we found a state of irritable and explosive dysphoria. The model of these changes in emotionality and basic drives is rather unspecific for HPT itself, we may, however, consider the association of depression, thirst and loss of initiative as characteristic for this condition.

b) *Acute brain syndrome* with reduced consciousness (from somnolence to coma) and changes of consciousness (desorientation, confusion, paranoid and hallucinatory symptoms) were observed with 5 patients.

c) An *organic brain syndrome* in the special sense of this term used by E. BLEULER, with disturbances of concentration, perception and impaired memory found with 7 patients was less prominent and overshadowed by the symptoms of the endocrine psychosyndrome.

6. As expected, we found the same psychic disturbances as in HPT with the 6 patients who had *hypercalcemia of non-endocrine origin.*

7. *Pathogenetic factors*

A. Psychic changes do not, or only insignificantly depend upon the duration of the condition, the clinical and somatic aspects of HPT, the patient's constitution, his physical resistance or laboratory values such as anorganic phosphorus or alkaline phosphatase. There is, however, a *linear correlation between psychic changes and serum calcium values:*

a) Psychic disturbances increase with rising serum calcium values.

b) Rising serum calcium values lead to changes in psychiatric symptomatology.

Roughly speaking we may say that
- the endocrine psychosyndrome and the organic brain syndrome are associated with serum calcium values of 12–16 mg/100 ml,
- the acute brain syndrome (psychosis) with serum calcium values of more than 16–17 mg/100 ml,
- changes in consciousness with serum calcium levels of over 16 mg/100 ml,
- reduced consciousness with serum calcium levels of over 19 mg/100 ml.

c) If hypocalcemia occurs in the same patient, presenting serum calcium levels of 10–7 mg/100 ml, he may show similar affective disorders within the limits of the endocrine psychosyndrome as he does with hypercalcemia.

B. We may rule out a *psychogenesis* of the observed change in HPT. The influence of basic personality upon the psychic changes is limited. In other endocrinopathies we may observe euphoric or depressive states, i.e. diametrally opposed conditions, depending on the patient's basic personality. In HPT, however, we do not find such contrary moods or dysphorias, but only the uniform depressive syndrome with loss of initiative which is conditioned by the somatic disease alone. The individual's personality in HPT only influences expectations and ideas which are emotionally over-emphasized. Preexisting traits of character may appear to become more pronounced. The patient's personality may, in addition, influence his attitude towards the disease as a whole but not the psychiatric symptoms in itself.

8. Psychopathology of mineral metabolism: only the severe disturbances are well known, disturbances with hypomagnesemia, hypokalemia, hypo- and hypercalcemia that go together with an acute brain syndrome (psychosis). Slight or moderate disturbances of mineral metabolism go together with affective personality changes resembling changes observed in many endocrinopathies. This is illustrated by the example of hypercalcemia and hypokaliemia.

9. If we compare the psychopathology of HPT with psychic changes found in association with other endocrinopathies we must say, that HPT has a *particular position:* psychic changes here are less frequent and less prominent. They do not influence the patient's life so directly and because of this we hardly see any psychogenic reactions following HPT. It is comparatively easy for the patient to be more objective towards his conditions. Personality and observed psychic changes are less intricately interwoven and related to each other as in other endocrinopathies. We therefore do not observe the gradual changes reaching from neurosis to metabolically conditioned personality changes. The psychic disturbances in HPT are an *immediate* effect of hypercalcemia, whereas a hormone acts only indirectly. Mainly because of this only indirect hormonal effect upon psychic functions we prefer to speak of an *endocrine psychosyndrome in the wider sense of the term* rather than to use the new term of "metabolic psychosyndrome".

10. HPT does not influence endogenous psychosis (endogenous depressions, depressive schizophrenias) although the psychopathology symptoms of HPT may resemble those of endogenous conditions and although disturbances of calcium metabolism associated with endogenous depression have recently been observed.

Literatur

1. AGRAS, S., and D. C. OLIVEAU: Primary hyperparathyroidism and psychosis (case report). Canad. med. Ass. J. 91, 1366—1367 (1964).
2. ALBRIGHT, F., J. C. AUB, and W. BAUER: Hyperparathyroidism. A common and polymorphic condition as illustrated by seventeen provid cases from one clinic. J. Amer. med. Ass. 102, 1276—1287 (1934).
3. —, and E. C. REIFENSTEIN, JR.: The parathyroid glands and metabolic bone disease. Baltimore: William and Wilkins 1948, 303 p.
4. ALBRIGHT, H. L., and R. C. KERR: Primary hyperplasia of parathyroid glands (report of a case with coincident duodenal ulcus). J. Amer. med. Ass. 148, 1218—1221 (1952).
5. ALEXANDER, H. B., J. PEMBERTON, E. J. KEPLER, and A. C. BRODERS: Functional parathyroid tumors and hyperparathyroidism. Amer. J. Surg. 65, 157—188 (1944).
6. ANDERSON, T. R., and G. A. McWHORTER: Carcinoma of the parathyroid gland. Amer. J. clin. Path. 21, 952—960 (1951).
7. ANGST, J.: Die Psychiatrie des Diabetes insipidus. Arch. Psychiat. 199, 663—707 (1959).
8. ARMIN, G., and P. ENGEL: Mental retardation related to hypercalcaemia. Develop. Med. Child. Neurol. 6/4, 366—377 (1964).
9. ARNAUD, C. D., J. A. WALKER, and R. W. EWER: Primary hyperparathyroidism associated with a cystic lesion in the neck: Probable parathyroid cyst. J. clin. Endocr. 21, 833—838 (1961).
10. ARNOLD, W.: Epithelkörperchentumor mit allgemeiner Calcinose. Virchows Arch. path. Anat. 306, 427—466 (1940).
11. BAIRD, I. M., R. GRAINGER, and B. C. ROWLANDS: Hyperparathyroidism due to parathyroid adenoma (Report of six cases and a review) Brit. J. Surg. 42, 140—151 (1954).
12. BAKER, W. H., and S. I. ROTH: Hypercalcemia and mental confusion. New Engl. J. Med. 269, 801—808 (1963).
13. BALCH, H. E., E. H. SPIEGEL, A. L. UPTON, and L. W. KINSEL: Hyperparathyroidism: report of 2 cases with some relatively unusual manifestations. J. clin. Endocr. 13, 733—738 (1953).
14. BARR, D. P., and H. A. BULGER: The clinical syndrome of Hyperparathyroidism. Amer. J. Med. Surg. 179, 449—476 (1930).
15. BARTTER, F. C.: The parathyroid gland and its relationship to diseases of the nervous system. Res. Publ. Ass. nerv. ment. Dis. 32, 1—20 (1953).
16. BAUER, J. M., and R. H. FREYBERG: Vitamin D intoxication with metastatic calcification. J. Amer. med. Ass. 130, 1208—1215 (1946).
17. BEARE, J. M., and J. H. D. MILLAR: Epileptiform fits during Calciferol therapy. Lancet 1, 884—886 (1951).
18. BELLABARBA, U., K. KANIG u. G. KOPTANGEL: Zur differential-diagnostischen Problematik des primären Hyperparathyreoidismus. Klin. Wschr. 41, 789—792 (1963).
19. BENEDETTI, G.: Die Bedeutung der Persönlichkeitsanalyse für die endokrinologische Forschung. Z. Psychother. med. Psychol. 7. Jg. 1, 1—9 (1957).
20. BERGSTRAND, H.: Ostitis fibrosa generalisatat Recklinghausen mit pluriglandulärer Affektion der innersekretorischen Drüsen und röntgenologisch nachweisbarem Parathyreoideatumor. Acta med. scand. 76, 128—152 (1931).
21. BEST, C. H., and N. B. TAYLOR: The physiological basis of medical practice. Baltimore: Williams and Wilkins 1943, 1946 p.
22. BLACK, B. M., and A. L. HAYNES: Intrathyroid hyperfunctioning parathyroid adenoma: report of 2 cases. Proc. Staff. Meet. Mayo Clin. 24, 408—413 (1949).
23. —, and J. F. ZIMMER: Hyperparathyroidism with particular reference to treatment. Arch. Surg. 72, 803—837 (1956).
24. BLEULER, M.: Krankheitsverlauf, Persönlichkeit und Verwandtschaft Schizophrener und ihre gegenseitigen Beziehungen. Leipzig: Thieme 1941, 149 S.
25. — Von Erscheinungsbildern zu Grundformen seelischen Krankseins, Antrittsvorlesung. Vjschr. Natforsch. Ges. Zürich 88, 55—66 (1943).

26. BLEULER, M.: Endokrinologische Psychiatrie (mit einem Beitrag von R. HESS), 30 Abb. Stuttgart: Thieme 1954, 498 S.
27. — Das endokrine Psychosyndrom, in: Hormone und Psyche (V. Sympos. dtsch. Ges. Endok. 1957) S. 4—12. Berlin-Göttingen-Heidelberg: Springer 1958, 355 S.
28. BLEULER, E.: Lehrbuch der Psychiatrie (umgearbeitet von MANFRED BLEULER), 10. Aufl. Berlin-Göttingen-Heidelberg: Springer 1960, 629 S.
28a. BLEULER, M.: Akute psychische Veränderungen bei akuten Körperkrankheiten. Schweiz. med. Wschr. 92, 1521—1524 (1962).
29. — Endokrinologische Psychiatrie. In: Psychiatrie der Gegenwart, Bd. I/1 B, S. 161 bis 252. Berlin-Göttingen-Heidelberg: Springer 1964.
30. —, J. WILLI u. H. R. BUEHLER: Akute psychotische Begleiterscheinungen körperlicher Krankheiten („Akuter exogener Reaktions-Typus", Übersicht und neue Forschungen). Stuttgart: Thieme 1966, 208 S.
31. BLICKENSTORFER, E.: Psychiatrie und Genealogie der Akromegalie. Arch. Psychiatr. u. Zschr. Neurol. 186, 88—122 (1951).
32. BLIXENKRONE-MÖLLER, N.: Acute hyperparathyroidism. Acta chir. scand. 100, 337—346 (1950).
33. BOGDONOFF, M. D., A. H. WOODS, J. E. WHITE, and F. L. ENGEL: Hyperparathyroidism. Amer. J. Med. 21, 583—595 (1956).
34. BONHOEFFER, K.: Die Psychose im Gefolge von akuten Infektionen, Allgemeinerkrankungen und inneren Krankheiten. In: Handb. d. Psychiatrie, Hrgb. von G. ASCHAFFENBURG. Leipzig u. Wien: Deuticke 1912.
35. BOONSTRA, C. E., and C. E. JACKSON: The clinical value of routine serum calcium analysis. Am. int. Med. 57, 963—969 (1963).
36. — — Hyperparathyreoidism detected by routine serum calcium analysis. Arch. int. Med. (Chicago) 63, 468—474 (1965).
37. BÖTTIGER, L. E.: Hypopotassemia in hyperparathyroidism. Acta med. scand. 148, 51 to 56 (1954).
38. BOYD, J. D., J. E. MILGRAM, and G. STEARUS: Clinical hyperparathyroidism. J. Amer. med. Ass. 93, 684—688 (1929).
39. BRANDLOW, B. A., and N. SEGEL: Acute hyperparathyroidism with electrocardiographic changes. Brit. med. J. 203, 197—200 (1956).
40. BRENIZER, A. G.: Primary hyperparathyroidism. Ann. Surg. 141, 722—736 (1955).
40a. BRUNK, F.: The role of calcium ions in neural processes. Pharm. Review 6, 243—298 (1954).
41. BULGER, H. A., H. H. DIXON, D. P. BARR, and O. SCHREGARDIUS: Functional pathology of hyperparathyroidism. J. clin. Invest. 9, 143—190 (1930).
42. —, and D. P. BARR: Relation of parathyroid glands to calcium metabolism. Ann. int. Med. 5, 552—565 (1931).
43. CARLSON, K. P., H. B. BATES, and W. J. BOYCE: Death due to parathyroid crises. J. Urol. 84, 219—222 (1960).
44. CHAMBERLIN, J. A., H. O. NICHOLAS, and E. D. HANNA: Experience with hyperparathyroidism. Surgery 53, 719—729 (1913).
45. CHAPLIN, H., jr., L. D. CLARK, and M. W. ROPES: Vitamin D intoxication. Amer. J. Sci. 221, 369—378 (1951).
46. CLAIRMONT, P., u. W. BRUNNER: Der Hyperparathyreoidismus. Schweiz. med. Wschr. 43, 980—982 (1939).
47. CLUBB, S. J., S. POSEN, and F. C. NEALE: Disappearance of a serum paraprotein after parathyreoidectomy. Arch. int. Med. (Chicago) 114, 616—620 (1964).
48. McCLURE, R. D., and C. R. LAM: End results in the treatment of hyperparathyreoidism. Ann. Surg. 121, 454—469 (1945).
49. COIRAULT, R.: Les variations du calcium sanguin total, du calcium sanguin ionise et du calcium urinaire/24 heurs au chours de la sismotherapie et des traitements chimiotherapiques a action aniolytique. Med. exp. 1, 178—186 (1965).
49a. CONRAD, K.: Die symptomatischen Psychosen. In: Psychiatrie der Gegenwart. Hrgb. H. W. GRUHLE, R. JUNG, W. MAYER-GROSS, M. MÜLLER, Bd. II, S. 369. Berlin-Göttingen-Heidelberg: Springer 1960, 1219 S.

50. COPE, O., G. L. NARDIN, and B. CASTLEMAN: Carcinoma of parathyroid glands (4 cases among 148 patients with hyperparathyreoidism). Ann. Surg. 138, 661—671 (1953).
51. —, P. J. CULVER, C. G. MIXTER, and G. L. NARDI: Pancreatitis, a diagnostic clue to hyperparathyreoidism. Ann. Surg. 145, 857—863 (1957).
52. —, W. M. KEYNES, S. I. ROTH, and B. CASTLEMAN: Primary chief-cell hyperplasia of the parathyroid glands. Ann. Surg. 148, 375—388 (1958).
53. — Hyperparathyreoidism: Diagnosis and management. Amer. J. Surg. 99, 394—403 (1960).
54. COPPEN, A.: Mineral metabolism in affective disorders. Brit. J. Psychiat. Vol. III, 481, 1133—1142 (1965).
55. COVEY, G. W., and H. M. WHITLOCK: Intoxication resulting from the administration of massive doses of vitamin D (with report of 5 cases). Ann. int. Med. 25, 508—515 (1946).
56. CRAWFORD, D. J. M., J. STEFANELLI, and A. F. ALVAREZ: Three unusual cases of hyperparathyreoidism. Brit. J. Surg. 44, 193—202 (1956).
57. CREENY, R. D. G., and D. W. NEILL: Idiopathic hypercalcemia in infants with failure to thrive. Lancet 2, 110—114 (1954).
58. CROM, L., and P. E. SYLVESTER: A case of hypercalcemia of infancy with an account of the neuropathological findings. Arch. Dis. Childh. 35/184, 620—625 (1960).
59. CUTLER, R. E., E. REISS, and L. V. ACKERMAN: Familial hyperparathyreoidism (a kindred involving eleven cases, with a discussion of primary chief-cell hyperplasia). New Engl. J. Med. Vol. 270, 17, 859—865 (1964).
60. DANOWSKI, T. S.: Clinical endocrinology, III. Baltimore: Williams and Wilkins 1962, 490 S.
61. DENK, W.: Die Chirurgie der Drüsen mit innerer Sekretion. Langenbecks Arch. klin. Chir. 267, 496—529 (1951).
62. DENT, C. E.: Some problems of hyperparathyroidism. Brit. med. J. 217, 1419—1425, 1495—1500 (1962).
63. DERBYSHIRE, R. C., and R. M. ANGLE: Acute hyperparathyroidism: case report. Amer. Surg. 26, 166—170 (1960).
64. DOWLATABADI, H.: Acute fatal parathyroid poisoning associated with necrosis of the parathyroid adenoma prior to death. J. clin. Endocr. 19, 1481—1485 (1959).
64a. DUMERMUTH, G.: Elektroencephalographie im Kindesalter (Einführung und Atlas). Stuttgart: Thieme 1965.
64b. — Persönl. Mitteilung (aus der Universitäts-Kinderklinik Zürich).
65. EDWARDS, G. A., and S. M. DAMM: Increased spinal fluid protein in hyperparathyroidism and other hypercalcemic states. Arch. intern. Med. 104, 29—36 (1959).
66. EITINGER, L.: Hyperparathyreoidisme og psykiski forandinger. Nord. Med. 14, 1581 (1942).
67. ELKELES, A.: Parathyroid tumors with hyperparathyroidism and co-existant gastric and duodenal ulceration. Lancet 1, 770—772 (1953).
68. EWALD, G.: Psychosen bei akuten Infektionen, bei Allgemeinleiden und bei Erkrankungen innerer Organe. Handbuch der Geisteskrankheiten, Hrgb. O. BUMKE, Bd. 7, Berlin 1928, 700 S.
69. FABRYKANT, M.: Neuropsychiatric manifestations of somatic disease: review of nutritional metabolic and endocrine aspects. Metabolism 9, 413—426 (1960).
70. FEHR, H., and U. C. DUBACH: Wann ist ein primärer Hyperparathyreoidismus diagnostisch zu erwägen? Praxis 54, 330—336 (1964).
71. FINK, W. J., and J. D. FINFROCK: Fatal hyperparathyroidism crisis associated with pancreatitis. Amer. Surg. 27, 424—430 (1961).
72. FITZ, T. E., and B. L. HALLMANN: Mental changes associated with hyperparathyroidism. Arch. intern. Med. 89, 547—551 (1952).
73. FLACH, F. F., C. D. BURREL, and E. LIANG: Alterations in calcium metabolism in depressed patients receiving imipramien. Proc. 3rd world congr. psychiatry, Montreal, Vol. II, 1409—1414.
74. — Calcium metabolic in states of depression. Brit. J. Psychiat. 110, 588—593 (1964).
75. FLECKENSTEIN, A.: Der Kalium-Natrium-Austausch als Energieprinzip in Muskel und Nerv. Berlin: Springer 1955.

76. FOSTER, A. H., and W. W. NICHOL: Parathyroid adenoma: a case report with unusual clinical features. Ann. Surg. 145, 279—281 (1957).
77. FRANCK, S., u. N. HJERRILD: Et tilfaelde af ecidiverende generaliseret Ostitis fibrosa Recklinghausen med Parathyreoidea-Adenom og diffus Hyperplasi af de basolfile Elementer i Hypofyseforlappen. Hospitalstidende 80, 1117—1130 (1937).
78. FRIEDMANN, G. J., M. E. GREENBERGER, and H. BRANDLEONE: A case of hyperparathyroidism with severe nephrocalcinosis. J. Amer. med. Ass. 156, 597—599 (1954).
79. FROHNER, R. N., and J. C. WOLGAMOT: Primary hyperparathyroidism: five cases in one family. Ann. int. Med. 40, 765—773 (1954).
80. FROST, J. W., and I. S. LEOPOLD: Prolonged hypercalcemia and metastatic calcification of the sclera following the use of vitamin D in the treatment of rheumatoid arthritis. Amer. J. med. Sci. 214, 639—644 (1947).
81. FULTON, R. M., and G. E. PAGET: Hypercalcemic uremia with nephrocalcinosis due to carcinomatosis. Lancet 1951/I, 886—888.
82. FURGER, R.: Psychiatrische Untersuchungen beim Cushing-Syndrom. Schweiz. Arch. Neurol. 88, 9—39 (1961).
83. GANZONI, A., u. W. SIEGENTHALER: Klinische und pathogenetische Aspekte der Hypercalciämie. Dtsch. Arch. klin. Med. 209, 219—256 (1964).
84. GASSMANN, R., u. H. G. HAAS: Akuter Hyperpyrythyreoidismus. Schweiz. med. Wschr. 90, 67—71 (1960).
85. Documenta Geigy: Wissenschaftliche Tabellen, 6. Auflage. Basel 1960, 742 S.
86. GEISSBERGER, W.: Calciumbilanz beim Menschen mit Ca^{45} nach intravenöser, oraler und rectaler Verabreichung. Helv. med. Acta 18, 461—468 (1951).
87. McGEOWN, M. G., and D. A. D. MONTGOMERY: Multiple myelomas simulating hyperparathyroidism. Brit. med. J. 202, 86—88 (1956).
88. GERBER, B. C., and T. W. SHIELDS: Primary hyperparathyroidism (its varied clinical pattern). Quart. Bull. Northw. Univ. med. Sch. 32, 244—253 (1958).
89. GERSHBERY, H., S. JONAS, and D. P. STIFT: Hyperparathyroidism with uremia in a 77-year-old man. J. Amer. med. Ass. 182, 136—139 (1962).
90. ST. GOAR, W. T.: Gastrointestinal symptoms as a clue to the diagnosis of primary hyperparathyroidism: a review of 45 cases. Ann. int. Med. 46, 102—118 (1957).
91. GOLDMANN, L., and F. S. SMYTH: Hyperparathyroidism in siblings. Ann. Surg. 104, 971—981 (1936).
92. GOLDZIEHER, J. W., J. P. HEANCY, and J. J. FAIRWEATHER: Problems in diagnosis and management of functioning parathyroid tumors. J. Amer. med. Ass. 164, 1054 bis 1061 (1957).
93. GREENE, J. A., and L. W. SWANSON: Psychosis in hypoparathyroidism; with a report of five cases. Ann. int. Med. 14, 1233—1236 (1941).
94. GUTMANN, A. B., P. C. SWENSON, and W. B. PARSONS: The differential diagnosis of hyperparathyroidism. J. Amer. med. Ass. 103, 87—94 (1934).
95. —, and W. B. PARSONS: Hyperparathyroidism simulating or associated with Paget's disease; with three illustrated cases. Ann. int. Med. 12, 13—31 (1938).
96. HAAS, H. G.: Knochenstoffwechsel- und Parathyreoidea-Erkrankungen. Stuttgart: Thieme 1966.
97. HANES, F. M.: Hyperparathyroidism due to parathyroid adenoma, with death from parathormon intoxication. Amer. J. Med. Sci. 197, 85—90 (1939).
98. HANNON, R. R.: A case of osteitis fibrosa cystica with evidence of hyperactivity of the parathyroid bodies. J. clin. Invest. 8, 215—227 (1930).
99. HANSTED, C., and S. BRANDT: Electroencephalographic changes in siblings with hypocalcemia due to hypoparathyroidism. Electroenceph. clin. Neurophysiol. V, 101 to 104 (1953).
100. HARMON, M.: Parathyroid adenoma in child; report of case presenting as central nervous system disease and complicated by magnesium deficiency. J. Dis. Child 91, 313—325 (1956).
101. HEILMEYER, L.: Lehrbuch der Inneren Medizin. Berlin-Göttingen-Heidelberg: Springer 1955, 1326 S.

102. HELLSTRÖM, J.: Primary hyperparathyreoidism. (Observations in a series of 50 cases). Acta endocr. 16, 30—58 (1954).
103. HENLEY, R. B.: Management of parathyroid crises. Amer. J. Surg. 108, 183—189 (1964).
104. HEWSON, J. S.: Parathyroid crisis: a case of sudden death. Arch. int. Med. 102, 199—203 (1958).
105. HOLTEN, C.: Et tilfaelde af hyperparathyreoidisme med diffuse hyreforandringer. Ugeskr. Laeg. 89, 819—822 (1936).
106. HOROWITZ, W., and A. A. BERENBAUM: Primary hyperparathyroidism due to a parathyroid adenoma. Ann. int. Med. 49, 181—189 (1958).
107. HOWARD, J. E., R. H. FOLLIS, E. R. YENDT, and T. B. CONNER: Hyperparathyroidism (Case report). J. clin. Endocr. 13, 997—1008 (1953).
108. — The clinical picture of hyperparathyroidism. In R. O. GREEP and R. V. TALMAGE (ed.): The parathyroids, p. 460—466. Springfield/Ill.: Thomas 1961, 473 p.
109. HERXTHAL, L. M., and N. MUSULIN: Clinical endocrinology, Vol. 1. Philadelphia-London-Montreal: Lippincott 1953, 749 p.
110. JACKSON, C. E.: Hereditary hyperparathyroidism associated with recurrent pancreatitis. Ann. int. Med. 49, 829—836 (1958).
111. JAMES P. R., and P. G. RICHARDS: Parathyroid crisis; treatment by emergency parathyroidectomy. Arch. Surg. 72, 553—566 (1956).
112. JELKE, H.: Über Hyperparathyreoidismus, Ein operierter Fall mit schweren Nierenveränderungen. Acta med. scand., Suppl. 114, 1—67 (1940).
113. JORES, A., and H. NOWAKOWSKI: Praktische Endokrinologie. Stuttgart: Thieme 1964, 417 S.
114. —, u. J. DITTERT: Akuter Hyperparathyreoidismus. Acta endocr., Suppl. 90, 133—138 (1946).
115. KARLSON, P.: Mechanism of hormon action. Stuttgart: Thieme 1965, 275 S.
116. KARPATI, G., and B. FRAME: Neuropsychiatric disorders in primary hyperparathyroidism. Clinical analysis with review of the literature. Arch. Neur. Psych. (Chicago) 10/4, 387—397 (1964).
117. KAUFMANN, P., R. D. BECK, and R. D. WISEMAN: Vitamin D ("ERTRON") therapy in arthritis (treatment followed by massive, metastatic calcification, renal damage and death). J. Amer. med. Ass. 134, 668—690 (1947).
118. KAUFMANN, R. J., E. O. ROTHSCHILD, G. C. ESCHER, and P. P. L. MEYERS: Hypercalcemia in mammary carcinoma (following the administration of o progestational agent. J. clin. Endocrin. Metab. 24, 1235—1243 (1964).
119. KAYE, M., C. H. STACEY, and I. ROSENFELD: Psychosis following removal of a parathyroid adenoma for hyperparathyroidism. Canad. med. Ass. J. 72, 214—216 (1955).
120. KEATING, F. R.: Diagnosis of primary hyperparathyroidism. J. Amer. med. Ass. 178, 547—555 (1961).
121. KEYNES, W. M.: The symptoms of hyperparathyroidism. Brit. med. J. 212, 239—242 (1961).
122. KIELHOLZ, P.: Diagnose und Therapie der Depressionen für den Praktiker. München: Lehmanns 1965, 135 S.
123. KIMBERLEY, R. C.: Two unusual tumors of the parathyroid gland. Sth. med. J. (Bgham, Ala.) 50, 609—611 (1957).
124. KIND, H.: Die Psychiatrie der Hypophyseninsuffizienz speziell der Simmondsschen Krankheit. Fortschr. Neurol. Psychiat. 26, 501—563 (1958).
125. — Endokrine Dysregulation und Persönlichkeitsstörung. (Handbuch d. Neurosenlehre und Psychotherapie, II, 1959, 481—494.)
126. — Psychische Störungen bei Hyperparathyreoidismus. Arch. Psychiat. Nervenkr. 200, 1—11 (1959).
127. KLEINFELD, G.: Acute fatal hypercalcemia (a complication in estrogen therapy of metastatic breast cancer). J. Amer. med. Ass. 181, 1137 (1962).
128. KLEMPERER, E.: Untersuchungen über den Stoffwechsel bei manischen und depressiven Zustandsbildern (II. Mitteilg.: Veränderungen des Kalzium- und Kaliumspiegel des Gesamtblutes). Jb. Psychiatr. Neurol. 45, 32—62 (1926).

129. KLEMPERER, E.: Recurrent psychiatric depression associated with hypercalcemia and parathyreoid adenoma. Amer. J. Psychiatr. 117, 1045 (1961).
130. KNUTH, W. O., and P. KISNER: Symmetrial cerebral calcification associated with parathyroid adenoma. J. Amer. med. Ass. 162, 462—469 (1956).
131. KÖNIG, M. P., u. R. GUBLER: Hypercalcämie und Hyperthyreose. Schweiz. med. Wschr. 89, 361—371 (1959).
132. KOUPERNIK, G.: Les parathyroides en psychiatrie. Encyclopédie médico-chirurgical Psychiatrie, Bd. 37 640 E^{10}, p. 4 (12—1958).
133. KRAWITT, E. L., and H. A. BLOOMER: Increased cerebrospinal-fluid protein secondary to hypercalcemia of the milk-alkali syndrome. N. Engl. J. Med. 273, 154 (1965).
134. KRETSCHMER, H. L.: Parathyroid adenoma and renal calculi. J. Urol. 63, 947—958 (1950).
135. KUNZ, H., u. G. SCHEUBA: Probleme des Hyperparathyreoidismus. Wien. klin. Wschr. 74, 827—831 (1962).
136. KUPPERMAN, H. S.: Human endocrinology, III. Oxford/USA: Blackwell Scientific Publications 1963, 1191 S.
137. LABHART, A.: Hyperparathyreoidismus. Urol. Int. 13, 317—332 (1962).
138. — Endokrine Überfunktionssyndrome der Gewebehormone. In: Gewebs- und Neurohormone. 8. Symp. dtsch. Ges. Endokrinol. 1961, S. 77—86. Berlin-Göttingen-Heidelberg: Springer 1962, 457 S.
139. LAUBINGER, R., u. R. C. MELLINGER: Über das familiäre Auftreten des Hyperparathyreoidismus (Beschreibung eines weiteren Falles). Dtsch. med. Wschr. 84, 264 bis 266 (1959).
140. LAUBINGER, G., and R. G. MELLINGER: The familial occurrence of hyperparathyroidism. Henry Ford Hosp. Med. Bull. 7, 245—248 (1959).
141. LÄUCHLI, P.: Hyperparathyreoidismus und Gastroduodenalulcus. Schweiz. med. Wschr. 80, 1332 (1950).
142. McLEAN BAIRD, J., R. GRAININGER, and B. C. ROWLANDS: Hyperparathyroidism due to parathyroid adenoma. Report of 6 cases and a review. Brit. J. Surg. 42, 140—151 (1955).
143. LEE, C. M., W. T. McELHINNEY, and E. H. GALL: Unusual manifestations of parathyroid adenoma. Arch. Surg. (Chicago) 71, 475—485 (1955).
144. LEGER, L., J.-A. LIÈVRE et Mme. J. A. LIÈVRE: Ostéose parathyroidienne par épitélioma parathyroidien. Presse méd. 61, 1741—1744 (1953).
145. LEHRER, G. M., and M. F. LEVITT: Neuropsychiatric presentation of hypercalcemia. J. Mt. Sinai Hosp. 27/1, 10—18 (1960).
146. LIÈVRE, J. A.: L'hyperparathyroidisme. Presse méd. 65, 2011—2014 (1957).
147. LOVENBURG, H., and TH. M. GINSBURG: Acute hypercalcemia. Report of a case. J. Amer. med. Ass. 99, 1166 (1932).
148. LYNCH, H. T., H. M. LEMON, M. J. HENN, R. J. ELLINGSEN, and R. L. GRISSON: Vitamin D-intoxicated patient with hypoparathyroidism hypercalcemia, acute cerebellar ataxia, and EEG-changes: magnesium sulfate therapy. Arch. int. Med. 114, 375—380 (1964).
149. MANDL, F.: Hyperparathyroidism (a review of historical developments and the present state of knowledge on the subject). Surgery 21, 394—440 (1947).
150. MANDEL, M M.: Recurrent psychotic depression associated with hypercalcemia and parathyreoid adenoma. Amer. J. Psychiatr. 117, 234—235 (1960).
151. MARQUARDT, P., u. H. H. T. RIEMSCHNEIDER: Über die Wirkung von intracisternal injiziertem Calcium. Arch. int. Pharmakodyn. 85, 273—287 (1951).
152. MAYOR, G: Nierensteine und Hyperparathyreoidismus. Urol. int. 13, 294—316 (1962).
153. —, u. E. ZINGG: Das Problem des Hyperparathyreoidismus. Urologe 4, 175—190 (1964).
154. MELLGREN, J.: Acute fatal hyperparathyroidism. Acta path. microbiol. scand. 20, 693 (1943).
155. MERKE, F.: Über die Skelettveränderungen und das Verhalten des Blutkalk- und Blutphosphorspiegels nach Entfernung der Epithelkörperchentumore bei „chronischer" und „akuter" Hyperparathyreose. Helvet. Chir. Acta (Helv. Med. Acta-Serie B) 12, 454—468 (1945).

155a. MÉTRAUX, H. R., u. U. BINSWANGER: Der hypernatriämische Gehirnschaden. Schweiz. med. Wschr. **44**, 1563—1565 (1963).
156. MIEHER, W. C., J. Y. THIBAUDEAU, and B. FRAME: Primary hyperparathyroidism: diagnostic challenge. Arch. int. Med. **107**, 361—371 (1961).
157. MINDER, W. H.: Besondere Befunde bei der Parathyreotoxikose. Schweiz. med. Wschr. **87**, 667—672 (1957).
158. MOLDAWER, M. O., G. L. NARDI, and J. W. RAKER: Concomitance of multiple adenomas of the parathyroids and pancreatic islets with tumor of the pituitary: a syndrome with familial incidence. Am. J. med. Sci. **228**, 190—206 (1954).
159. MORELLE, J., P. DE WITTE et P. WELLENS: L'asthénie dans l'hyperparathyroidie. Acta chir. Belg. **52**, 582—592 (1953).
160. MURPHY, R., L. M. HURXTHAL, and G. O. BELL: Primary hyperparathyroidism. Arch. int. Med. **89**, 783—796 (1952).
161. NELSON, A. R., and J. R. CANTRELL: Acute parathormone poisoning complicating parathyroid adenoma. Arch. Surg. **83**, 1—10 (1961).
162. NIELSEN, H. E., and K. STEFFENSEN: Geographic distribution and surgical therapy of hyperparathyroidism in connection with 2 cases. Nord. Med. **9**, 115—121 (1941).
163. NIELSEN, H.: Familial occurrence, gastro-intestinal symptoms and mental disturbances in hyperparathyroidism. Acta med. scand. **151**, 359—366 (1955).
164. NOLAN, R. B., A. B. HAYLES, and L. B. WOOLNER: Adenoma of parathyroid gland in children. J. Dis. Child. **99**, 622—627 (1960).
165. NORRIS, E. H.: Primary hyperparathyroidism. A report of 5 cases that exemplify special feature of this disease. Arch. Path. **42**, 261—273 (1946).
166. — Collective review: parathyroid adenoma: study of 322 cases. Internat. Abstr. Surg. **84**, 1—41 (1947).
167. OLIVER, W. A.: Acute hyperparathyroidism. Lancet **2**, 240—244 (1939).
168. PALOWSKI, H.: Zur Kenntnis des akuten Hyperparathyreoidismus. Zbl. allg. path. Anat. **99**, 245—255 (1959).
169. PETERSEN, P.: Psychische Oestrogenwirkung bei Männern. Arch. Psychiat. Nervenkr. **206**, 382—405 (1964).
169a. — Psychische Oestrogenwirkungen bei Prostatakranken. Dtsch. med. Wschr. **52**, 2309 bis 2312 (1965).
170. PINCUS, J. H., R. G. FELDMANN, G. RANNAZZIRI, and S. NATELSON: Electromyographic studies with pituitary extracts which lower serum calcium and raise serum citrate levels. Endocrinology Vol. 76, **4**, 783—786 (1965).
171. PLIMPTON, C. H., and A. GELLHORN: Hypercalcemia in malignant disease without evidence of bone destruction. Amer. J. Med. **21**, 750—759 (1956).
172. PLOUGH, I. C., and L. H. KYLE: Pancreatic insufficiency and hyperparathyroidism. Ann. int. Med. **47**, 590—598 (1957).
173. POTJAN, K.: Zur Klinik der akuten Pankreatitis bei Hyperparathyreoidismus. Dtsch. med. Wschr. **89**, 1259—1261 (1964).
174. PRATT, L. E., B. B. GEREN, and E. B. NEUHAUSER: Hypercalcemia and idiopathic hyperplasia of the parathyroid glands in an infant. J. Pediatr. **30**, 388—399 (1947).
175. PRIBEK, R. A., and R. C. MEADE: Thyreotoxicosis simulating hyperparathyroidismus. Arch. int. Med. **100**, 994—997 (1957).
176. RASMUSSEN, H., and E. D. REIFENSTEIN, JR.: The parathyroid glands. Ed.: R. H. WILLIAMS. Textbook of endocrinology, p. 731—879. Philadelphia: Saunders 1962, 1204 p.
177. RECANT, L., and W. S. HARTROFT: Primary hyperparathyroidism, pancreatitis and peptic ulcer. Amer. J. Med. **23**, 953—964 (1957).
178. REILLY, E. L., and W. P. WILSON: Mental symptoms in hyperparathyroidism. Dis. nerv. Syst. **26**, 361—363 (1965).
179. REINFRANK, R. F., and T. L. EDWARDS: Parathyroid crisis in a child. J. Amer. med. Ass. **178**, 468—471 (1961).
180. — Primary hyperparathyroidism with depression. Arch. int. Med. **108/4**, 606—610 (1961).
181. REUTTER, F., P. FRICK u. A. LABHART: Akuter Hyperparathyreoidismus mit Hämolyse (Heilung durch notfallmäßige Adenomexstirpation). Schweiz. med. Wschr. **93**, 119 bis 122 (1963).

182. Rich, C.: The calcium metabolism of a patient with renal insufficiency before and after partial parathyroidectomy. Metabolism 6, 574—583 (1957).
183. Rich, L., J. Gordon, and T. Freedman: Hyperparathyroidism without bone or kidney manifestations. Ann. int. Med. 48, 1125—1134 (1958).
184. Richardson, J. E.: The early renal symptoms of parathyroid tumors. Ann. Coll. Sg. England 13, 100—126 (1953).
185. Rienhoff, W. F.: Surgical treatment of hyperparathyroidism with a report of twenty-seven cases. Ann. Surg. 131, 917—944 (1950).
186. Riggs, B. L., J. D. Jones, and R. V. Randall: Primary hyperparathyroidism: report of a case in which the diagnosis was made by serendipity. Proc. Staff Meet. Mayo Clin. 37, 250—252 (1962).
187. Robinson, A. W., B. M. Black, R. G. Sprague, and T. H. Tillisch: Hyperparathyroidism due to diffuse primary hyperplasia and hypertrophy of the parathyroids glands: report of a case. Proc. Staff Meet. Mayo Clin. 26, 441—446 (1951).
188. Rogers, H. M.: Parathyroid adenoma and hypertrophy of the parathyroid glands. J. Amer. med. Ass. 130, 22—28 (1946).
189. —, F. R. Keating, and C. G. Morlock: Primary hypertrophy and hyperplasia of the parathyroid glands associated with duodenal ulcer. (Report of an additional case, with special reference to metabolic, gastrointestinal and vascular manifestations.) Arch. int. Med. 79, 307—321 (1947).
190. Rookus, O., and J. J. Speelman: Psychical disturbances in hyperparathyroidism. Psychiatr. Neurol. Neurochir. 64/1, 46—55 (1961).
191. Rosenberg, R. M.: Über den primären Hyperparathyreoidismus. Inaug.-Dis. Basel, 1958, 83 S.
192. Rossini, R., G. G. Cavalca e G. Zanocco: Attività paratiroidea et epilessia. Risultati sperimentali e clinici. Riv. sper. freniat. 81/4, 897—908 (1960).
193. Sabbatani, L.: Fonction biologique du calcium. Arch. ital. de biol., Turin XXIX, 333 bis 375 (1903).
194. Schlesinger, B. E., N. R. Butler, and J. A. Black: Severe type of infantile hypercalcemia. Brit. med. J. 1, 127—234 (1956).
195. Schmid, J. R., A. Labhart, and P. H. Rossier: Relationship of multiple endocrine adenomas to the syndrome of ulcerogenic islet cell adenoma (Zollinger-Ellison) (occurrence of both syndromes in one family). Amer. J. Med. 31, 343—353 (1961).
196. Schmith, K., and V. Faber: The clinical picture of primary hyperparathyroidism illustrated by four cases. Acta endocr. (Kbh.) 9, 365—386 (1952).
197. Schneider, H., E. Kyger, and E. McCullagh: Primary hyperparathyroidism (report of 10 cases). Cleveland Clin. Quart. 14, 246 (1947).
198. Schneider, H. O.: A case of hyperparathyroidism with unusual deformity of the thoracic cage. Ann. int. Med. 39, 357—369 (1953).
199. Schneider, R. W., and H. Kammer: Hypervitaminosis D (report of 9 cases). Cleveland Clin. Quart. 15, 82—89 (1948).
200. —, and A. H. Robuett: Diagnosis of obscure hyperparathyroidism. Cleveland med. J. 18, 66—71 (1951).
201. Schrumpf, A., and H. F. Harbitz: Case of hyperparathyroidism with nephrocalcinosis and azotemia: operative treatment with removal of 2 parathyroid tumors. Acta chir. scand. 80, 199—206 (1937).
202. Schwaiger, M., and J. Staib: Über postoperative Psychosen durch Kaliummangel. Med. Klinik 57, 645—646, 651—654, 659 (1962).
203. Seidel, W. C., u. E. Schmiedt: Urolithiasis und Hyperparathyreoidismus. Langenbecks Arch. klin. Chir. 302, 276—304 (1963).
204. Siegrist, R., W. Kaiser et R. H. Gedicke: Intoxication par la vitamine D_2 aux doses thérapeutiques usuelles dans un cas de miliaire traitée par du Pas. Schweiz. med. Wschr. 88, 9—13 (1958).
205. Simpson, J. A.: Aphonia and deafness in hyperparathyroidism. Brit. med. J. 1, 494 to 496 (1954).
206. Smith, F. B., and R. T. Cooke: Acute fatal hyperparathyroidism. Lancet 2, 650—651 (1940).

207. SNAPPER, I.: Gezwel van een bijschildklier en skelet-afwijkingen. Ned. T. Geneesk. 73, 4758—4773 (1929).
208. — Bone diseases in medical practice. New York: Grune & Stratton 1957, 229 p.
209. STAEHELIN, J. E.: Psychopathologie der Zwischen- und Mittelhirnerkrankungen. Schweiz. Arch. Neur. 53, 374—395 (1944).
210. STAUB, W., D. M. GRAYZEL, and O. ROSENBLATT: Mediastinal parathyroid adenoma. Arch. int. Med. 85, 765—776 (1950).
211. STEADMAN, H. E., and H. W. JERNIGAN: Parathyroid adenoma with fibrocystic sceletal changes resulting in pathologic fracture of the femure. J. internat. Coll. Surg. (Chicago) 21, 30—41 (1954).
212. STERTZ, G.: Psychiatrie und innere Sekretion. Z. ges. Neur. Psychiat. 53, 39—48 (1919).
213. — Über den Anteil des Zwischenhirns an der Symptomgestaltung organischer Erkrankungen des Zentralnervensystems: Ein diagnostisch brauchbares Zwischenhirnsyndrom. Dtsch. Z. Nervenheilk. 117/119, 630—665 (1931).
214. STOLL, W. A.: Psychopathologische Untersuchungen bei Morbus Cushing. Wien. Zschr. Nervenheilk. 2/3, 315—343 (1951).
215. — Die Psychiatrie des Morbus Addison (insbesondere seiner chronischen Formen). Sammlung psychiatr. u. neurol. Einzeldarstellungen. Stuttgart: Thieme 1953, 143 S.
216. SVANE, S.: Hypercalcemia in malignant diseases without evidence of bone destruction (a case simulating acute hyperparathyroidism). Acta med. scand. 175, 353—359 (1964).
217. THOMAS, W. C., J. G. WISWELL, T. B. CONNOR, and J. E. HOWARD. Hypercalcemic crisis due to hyperparathyroidism. Amer. J. Med. 24, 229—239 (1958).
218. TSUMORI, H.: Juvenile hyperparathyroidism in association with peptic ulcer. J. clin. Endocr. 15, 1141—1143 (1955).
219. UEHLINGER, E.: Hypercalcämie-Syndrome. Münch med. Wschr. 106, 692—701 (1964).
220. — Die Regulation des Kalziumstoffwechsels und primärer Hyperparathyreoidismus. Münch. med. Wschr. 15, 685—692 (1964).
221. UNDERDAHL, L. O., L. W. WOOLNER, and B. M. BLACK: Multiple endocrine adenomas: report of 8 cases in which the parathyroidism, pituitary and pancreatic islets were involved. J. clin. Endocr. 13, 20—47 (1953).
222. VERNER, J. V., F. L. ENGEL, and H. T. McPHERSON: Vitamin D intoxication: report of two cases treated with cortisone. Ann. int. Med. 48, 765—773 (1958).
223. WAIFE, S. O.: Parathyrotoxicosis: the syndrome of acute hyperparathyroidism. Amer. J. med. Sci. 218, 624—635 (1949).
224. WASER, P.: Die Synapse: Neurophysiologie und Neurochemie. Samstagsvormittagsreferat, Burghölzli, 29. 1. 1966, mündl. Mitteilg.
225. WENGER, J., J. B. KIRSNER, and W. L. PALMER: The milk-alkali syndrome. (Hypercalcemia, alcalosis and azotemia following calcium carbonate and milk therapy of peptic ulcer.) Gastroenterology 33, 745—769 (1957).
226. WERMER, P.: Endocrine adenomatosis and peptic ulcer in a large kindred (inherited multiple tumors and mosaic pleiotropism in man). Amer. J. Med. 35, 205—212 (1963).
227. WERNLY, M.: Hyperparathyreoidismus und Niereninsuffizienz. Zschr. klin. Med. (Berlin) 140, 226—260 (1942).
228. — Parathyreoidea. In: A. LABHART (Hrgb.): Klinik der inneren Sekretion, p. 824—951. Berlin-Göttingen-Heidelberg: Springer 1957, 1101 S.
229. —, u. M. P. KOENIG: Hypercalciämiesyndrom und Hypercalciurie. Schweiz. med. Wschr. 91, 769—774, 795—799 (1961).
230. — Die klinischen Formen des primären Hyperparathyreoidismus. Urol. int. 19, 93—100 (1965).
231. WILSON, W. P. (edit.): Applications of electroencephalography in psychiatry. Durham, N. Carolina: Duke University Press 1965, 268 p.
232. YOUNG, J. H., and K. EMERSON: Parathyroid carcinoma associated with acute parathyroid intoxication. Ann. int. Med. 30, 823—837 (1949).
233. YOUNG, M. O., and B. HALPERT: Parathyroid adenoma with generalized metastatic calcification. Arch. Path. (Chicago) 44, 628—634 (1947).

Sachverzeichnis

Wichtige Stellen sind *kursiv* hervorgehoben

Affektlabilität 35, 38, 61
Affektive Störung 31
Affektivität 43, 71
Akromegalie 68, 69
Amnestisches Psychosyndrom 53, 55
Anorexie 20, 28
Anorexia mentalis 42
Antriebsstörung 4, 5, 11, 12, *31*, 33, 43, 59
Appetitlosigkeit 4, 5, *35*, 43, 59
Appetitwandel 34
Arbeitsunfähigkeit 37, 71
Arteriosklerose 8
Auswahl des Patientengutes 15

Bandkeratitis 1
Basalganglien 11, 65
Belastungsfähigkeit 14, 47
Bewußtseinsänderung 6, 7, 51, *60*, 63, 71
Bewußtseinsminderung 6, 7, 51, *60*, 63, 71

Calcitonin 2
Cushing-Syndrom 14, 56, 64, 65, 67, 68, 69

Delir 6, 7, 51, *60*
Demenz 13, 41
Depersonalisation 35, 44
Depression 4, 5, 6, *33*
—, agitierte 10
Depressiv-antriebsloser Zustand 54, 59, 60, 62
Depressive Psychose 8, 12, 61
Desorientierung 36, 43, 44
Diabetes insipidus 67, 68, 69
Durst 4, 5, *35*, 43, 59, 62, 71

EEG 63, 65
— bei Hypercalcämie 9
Einstellung zur Krankheit 39, 55
Einzeltriebe, elementare 4, 5, 6, 30, *34*, 43, 59
Elektrophysiologie *11*, 63
Emotionell-hyperaesthetischer Schwächezustand 60
Endogene Depression 8, 66
— — und Calciumstoffwechselstörung 66, 72
Endogene Geistesstörung und Hyperparathyreoidismus 39, 56, *57*
Endogene Psychosen und Mineralstoffwechselstörung 66

Endokrines Psychosyndrom 10, 50, *59*, 60, 62, 64, 67, 71
— — im weiteren Sinn 65, 66, 67, 72
— —, kennzeichnende Färbung des 67, *68*, 71
Endokrinologische Psychiatrie 2, 10, *67*
Erbrechen 5, 28

Forensisch-psychiatrische Bedeutung des HPT 62
Frontalhirn 65

Gesamteindruck, psychischer bei HPT 30
Glandulär-cystische Hyperplasie 61
Grad der psychischen Veränderung *18*, 27, 29
Grundform psychischen Krankseins *59*, 71
Grundstimmung, depressive 33, 59, 71

Halluzination *36*, 51, 63
Herzsensation 28
Hirnfunktionsstörung, diffus 9, 65, 66
—, lokal 65, 66
Hirnlokales Psychosyndrom 56
Hirnpathologie 11
Hirnrindenerregbarkeit 12, 66
Hirntumor 55
Hypercalcämie 72
— nichtendokriner Genese *43*, 70, 71
—, Ursachen 3
Hypercalcämiesyndrom 1
Hypercalcämische Krise 42
Hypernatriämie 64
HPT, akuter 1, 5, 7, 28
—, Diagnose 8
—, diagnostische Schlüsselsymptome 4, 5, 58
—, Erkrankungsalter 19
—, Geschlechtsverteilung 18
—, Häufigkeit 2
—, Häufigkeit psychischer Veränderungen 10, 15, 29, 31, 57, 69, 70
—, Kardinalsymptome 19, 26, *28*
—, klinische Formen 3, 47, 71
—, Krankheitsdauer 3, *19*, 47, 69, 71
—, Pathogenese 3
—, psychiatrische Diagnostik *41*, 62
—, psychiatrische Fehldiagnose 8
—, psychopathologische Sonderstellung *67*, 70
—, Therapie 3

Sachverzeichnis

HPT, Verlaufsform 47
Hyperthyreose 3, 6, 14, 45, 53, 56
Hypocalcämie 7, 63, 71, 72
Hypokaliämie 64, 72
Hypophysentumor 8
Hypophysenvorderlappeninsuffizienz 59, 61, 62, 64, 65, 67, 68, 69
Hypothyreose 68, 69

Idiopathische Hypercalcämie des Kindes 3, 6, 12
Intracellulärstoffwechsel 63
Irreversible Wesensänderung bei Endokrinopathien 69
Isolation, soziale 37

Kalkablagerung 11, 65
Katamnese 16, *17*
Klinefelter-Syndrom 14, 56
Koma *6*, 63
Konstitutionstyp 14, 47, 69, 71
Kopfschmerz 5, 28
Krampfanfälle 8, 9, 12
Krankheitsverarbeitung 36
Krankheitseinheit 59

Lebenseinstellung, verinnerlichte 39
Lebenstüchtigkeit 15
Lineare Beziehung 63, 69, 71
Liquor-Proteine *12*, 63
Lokalisation der Hirnstörung 9

Magen-Darmbeschwerden 1, 19
Magnesium 2, *12*, 63, 72
Manisch-depressives Kranksein 11
Membranvorgänge der Zelle 11, 63
Menstruationsstörung 28
Metaboles Psychosyndrom 64, 72
Milch-Alkali-Syndrom 3, 6, 12
Mineralstoffwechselstörung 60, *64*, 72
Mittelhirnsyndrom 65
Mnestische Störungen 5, 6, 11, 31, *35*, 43, *53*, 61
Morbus Addison 62, 64, 65, 68, 69
— Alzheimer 8
— Boeck 3, 51, 70
— Recklinghausen 19

Natriumsulfatinfusion 43, 44
Natriumretention, intracellulär 66
Nausea 5, 28
Nephrektomie 19
Neurasthenie 8
Neurasthenieforme Wesensänderung 10, *18*, 26, 42, *60*, 70
Neurologische Symptome 12, 19

Neurophysiologie 11, 66
Neurose 3, 8, 11, 33, 39, 60
Neurose und HPT 42, *56*, 62
Neurovegetative Polysymptomatik 42

Obstipation 5, 28
Oestroentherapie 6, 61, 68, 69
Operative Heilung 38

Pankreatitis 1, 50
Paraesthesien 28
Paranoider Zustand 6, 7, 11, *36*, 63
Parathormon 2, 52
—, Stoffwechselwirkung 12
Parathormonvergiftung 6
Parathyreoidea, Adenom 3, 13
—, Carcinom 3, 13, 38
—, Sonderstellung 66
Parathyreotoxische Krise 60
Personenverkennung 36
Persönlichkeit, Einfluß der *53*, *61*, 67, 68, 71
Phasenspezifität 67
Phosphat, anorganisches 16, 26, 47, 71
Phosphatase, alkalische 3, 16, 27, 48, 71
Polyurie 28
Prämorbide Persönlichkeit 15, 26, 27, 54, 61, 69
Psychogene Polydipsie 8
Psychogenese des HPT 42, *53*, 71
Psychoorganisches Syndrom 39, 59, *61*, 63, 66, 67, 68, 71
Psychoreaktive Entwicklung 36, 43, *69*
Psychose, akute exogene 4, 5, 6, 7, 10, 11, 27, 31, *35*, 41, 42, 43, 50, 55, 59, *60*, 63, 65, 67, 68, 71
—, chronische bei Endokrinopathien 69
Psychosomatisch 54

Retardierung, psychische 7, 67
Reversible Wesensänderung 38, 40, 68
Rorschach-Test 17, 34, 50
Rückbildungsdauer psychischer Veränderungen *40*, 41

Sauerstoff-Stoffwechsel 63
Schizophrenie und HPT 10, 57, 67, 72
Schlafstörung 34
Schluckstörung 12
Schwangerschaft 50
Schwindelgefühl 28
Schwitzen 28
Serumcalcium 71
—, ionisiert 3, 13, 16, 26
—, Schwankungen 52
—, Ultrafiltrat 16, 27
Serumcalciumbestimmung 3, *16*

Serumcalciumspiegel, Senkung 50, 52
Sexualität 34
Simulant 37
Somnolenz 1, 6, 11, *36*, 43, 51, *60*, 63
Stammhirn 9, 59, 66
Stimmungsänderung 4, 5, *33*
Stirnhirn 59
Struma 14, 55
Suicidgefährdung 30, 71
Syndromwandel 49, 63, 71

Taubheit 12
Tetanie 13, 63
Tierversuch mit Calcium *11*, 12, 63, 65

Untersuchungsmethode 16, *18*, 57, *58*

Unspezifität psychopathologischer Bilder *59*, 60, 67
Urämie 1, 7

Vegetative Störungen 5, 6, 12, *28*
Verlauf der psychischen Veränderungen 10, 30, 36, *38*, 40, 43, 60, 62, 67, 68, *69*
Verstimmung, abrupte 33, *34*, 38
Verwirrtheit 6, 7, 10, 11, *36*, 50, 51, 63
Vitamin D-Intoxikation 3, 6, 7, 8, 9, 10, 12, 45, 70

Wandlung, innere 39, 40

Zwangssyndrom 10
Zwischenhirnsyndrom 65

Herstellung: Konrad Triltsch, Graphischer Betrieb, Würzburg

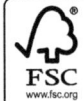

If you have any concerns about our products,
you can contact us on
ProductSafety@springernature.com

In case Publisher is established outside the EU,
the EU authorized representative is:
**Springer Nature Customer Service Center GmbH
Europaplatz 3, 69115 Heidelberg, Germany**

Printed by Libri Plureos GmbH
in Hamburg, Germany